Mabuse-Verlag Wissenschaft 8

L. Galuschka, B. Hahl,
K.-D. Neander, G. Osterloh

Die Zukunft braucht Pflege

Eine qualitative Studie über die
Belastungswahrnehmungen beim Pflegepersonal

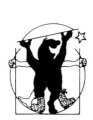

Mabuse-Verlag

Die Deutsche Bibliothek – CIP-Einheitsaufnahme

Die Zukunft braucht Pflege : eine qualitative Studie über die Belastungswahrnehmungen beim Pflegepersonal / L. Galuschka ...
Frankfurt/Main : Mabuse-Verl., 1993
   (Mabuse-Verlag Wissenschaft ; 8)
   ISBN 3-925499-67-9
NE: Galuschka, Leonore; GT

© 1993 by Mabuse-Verlag GmbH
Postfach 90 06 47
60446 Frankfurt/Main
Kasseler Straße 1a
60486 Frankfurt/Main
Tel.: 069/70 50 53

Druck: F.M. Druck, Karben

ISBN: 3-925499-67-9

Printed in Germany
Alle Rechte vorbehalten

Inhalt

Vorwort ... 7
Danksagung ... 8

1 Exposition ... 9

2 Hintergrund der Studie und Literaturanalyse ... 15
2.1 Ergebnisse anderer Studien ... 15
2.2 Die verschiedenen Forschungsmethoden ... 34
2.3 Konzepte der Streßforschung ... 36
2.4 Versuch einer Definition des Begriffes 'Arbeitszufriedenheit' ... 43
2.5 Burnout ... 51

3 Methodik ... 57
3.1 Entstehung des methodischen Ansatzes der Studie ... 57
3.2 Vorstellung und Diskussion der Methodik ... 57
3.3 Methodik des Interviewleitfadens ... 62
3.4 Vorstellung des konkreten Interviewleitfadens ... 64
3.5 Auswahl der Probanden ... 65
3.6 Interviewsituation und Setting ... 66
3.7 Interpretationsmethode der Interviews ... 67
3.8 Kritik der Methode ... 70

4 Darstellung der Ergebnisse ... 73
4.1 Einleitung ... 73
4.2 Belastung durch Arbeitsorganisation ... 77
4.3 Belastung durch die Organisations- und Interaktionsstruktur ... 88
4.4 Beziehung zu Patienten und Angehörigen ... 111
4.5 Belastung durch berufliches Selbstverständnis und Persönlichkeitsstruktur ... 122

5 Zusammenfassung der Ergebnisse ... 133
5.1 Belastung durch Arbeitsorganisation ... 134
5.2 Belastung durch die Organisations- und Interaktionsstruktur ... 135
5.3 Belastung durch die Beziehung zu Patienten und Angehörigen ... 137
5.4 Belastung durch berufliches Selbstverständnis und Persönlichkeitsstruktur ... 138

Literatur 139
Anlage 1 147
Anlage 2 148
Anlage 3 149

Vorwort

Die Zukunft braucht Pflege, diese unbestrittene These ist gesellschafts- wie gesundheitspolitisch zum Zeitpunkt des Erscheinens dieses Buches von besonderer Brisanz. Im Sinne der Autorengruppe ist die These wohl als eine Forderung an die Verantwortlichen zu verstehen, die gegenwärtige Situation der Pflegenden kritisch zu beleuchten, um daraus Perspektiven für die Zukunft zu entwickeln. Die von den Autoren durchgeführte Untersuchung liefert dazu eindrucksvolles Datenmaterial, das durch Graphiken in übersichtlicher, verständlicher Form dargestellt wird.

Der ursprüngliche Titel der Untersuchung, »Von der Retrospektive zur Prospektive«, macht die Zielsetzung deutlich, nämlich die Betroffenen rückblickend über die Belastungswahrnehmung im Beruf zu befragen, um daraus signifikante Auffälligkeiten aufzuzeigen und Handlungsziele abzuleiten.

Die Autoren setzen sich eingehend mit sozialwissenschaftlichen Forschungsmethoden auseinander und überprüfen sie auf ihre Anwendbarkeit bezogen auf die genannte Fragestellung. Durch eine gezielte Einführung in die gewählte Methode des offenen Interviews und die ausführliche Vorstellung des entwickelten Interviewleitfadens geben die Autoren an Forschung interessierten Pflegenden fundierte Hinweise, wie sich Untersuchungsmethoden anderer Wissenschaften auf die Pflege übertragen lassen.

Das Autorenteam blickt auf jahrelange Berufserfahrung in verschiedensten Fachgebieten der Pflege zurück. Daher verfügt es über hohe pflegerische Kompetenz und kann die durch berufliche Sozialisation bedingten Belastungsfaktoren aus eigenem Erleben einschätzen. Dies wird sowohl bei der Auswertung der Interviews als auch bei der sehr ausführlichen Auseinandersetzung mit Autoren deutlich, die in ähnlicher Weise geforscht haben, aber nicht aus pflegerischen Berufen kommen.

Die Hypothese der Autoren, die Wahrnehmung der verschiedenen Belastungsfaktoren würde sich im Laufe der beruflichen Sozialisation verändern, bestätigt sich. Die Wahrnehmungsveränderung ist von den Jahren der Berufstätigkeit abhängig und verbunden mit äußeren Veränderungen wie z.B. Stellenwechsel oder Veränderungen in der Teamzusammensetzung.

Die Studie kommt zu dem Ergebnis, daß der Abbau der Belastungsfaktoren in der Pflege letztlich nur über ein verändertes Berufsbild erreicht werden kann, das durch Selbstbewußtsein und Eigenverantwortung gekennzeichnet ist. Die Autorengruppe selbst beweist mit dieser Arbeit Professionalität in der Pflege. Entsprechend sollte die Titel-These lauten: Die Zukunft braucht professionelle Pflege!

Göttingen, 19. August 1992 *Ute Herbst*

Danksagung

Das Autorenteam dankt der *AGNES KARLL-Stiftung* für Pflegeforschung für die finanzielle Unterstützung. Die Unterstützung ermöglichte es, die Interviews transkribieren zu lassen, was für die Auswertung unerläßliche Voraussetzung ist.

Weiterhin danken wir der *WERNER-Schule* für die Genehmigung, eine solche aufwendige Forschungsarbeit durchführen zu dürfen; den Mitarbeitern der WERNER-Schule für ihre praktische Unterstützung bei der Abfassung der Arbeit und nicht zuletzt Herrn *PD. Dr. P. Paulus* (Dipl.-Psych.) am Institut für Pädagogische Psychologie der Georg-August-Universität Göttingen für seine wissenschaftliche Beratung und Unterstützung.

Ein besonderer Dank gilt den Interviewpartnern, die sich sehr offen in den Interviews verhalten haben und die »seelische Arbeit der Bewältigung« sehr konkret auf sich genommen haben. Ohne sie wäre die Arbeit nicht entstanden.

1 Exposition

Das Studium der Literatur zur »beruflichen Belastung« des Pflegepersonals legt die Vermutung nahe, daß die darin ermittelten *Belastungsmomente* bei allen Befragten zu jeder Zeit ihrer beruflichen Tätigkeit gleichstark empfunden werden. Jedenfalls finden sich keinerlei Hinweise darauf, daß etwa eine Krankenschwester kurz nach dem staatlichen Examen andere berufliche *Belastungen* wahrnimmt und sich damit auseinandersetzen muß, als ihre Kollegin, die bereits seit vielen Jahren als Krankenschwester arbeitet. Diese *statische Sichtweise*, wie sie im folgenden genannt werden soll, steht im Gegensatz zu den Erfahrungen, die die Autoren dieser Untersuchung selbst gemacht haben. Auch spontan zu diesem Sachverhalt befragte Kolleginnen und Kollegen empfanden die beruflichen Belastungen nicht zu jeder Zeit gleich stark.

Im Gegensatz zur 'statischen Sichtweise' postulieren die Autoren folgende Hypothese: Im Laufe des »Hineinwachsens in die Berufsrolle und des Erwerbs der typischen sozialen Umgangsformen und *Normen*«[1], das von den Soziologen als '*berufliche Sozialisation*' bezeichnet wird, ändert sich auch die Wahrnehmung beruflicher Belastung.

»Die Vorkehrungen der beruflichen Sozialisation, d.h. die bewußt oder habituell herbeigeführten Lernprozesse dienen dazu, daß der Kandidat sich in die neue *soziale Situation* hineinzufinden und die an seine neue Position gestellten Erwartungen zu erfüllen vermag.«[2]

Berufliche Sozialisation umfaßt aber mehr: »Gegenstand der beruflichen Sozialisation ist ... nicht nur die Sozialisation in den Beruf (hinein), sondern vielmehr die Sozialisation durch den Beruf.«[3]

»Ein solcher Ansatz läßt Raum für das Konflikthafte im Prozeß der beruflichen Sozialisation, welches auch in der wechselseitigen Vermittlung von Arbeits- und anderen Erfahrungen liegt. Weitere Konflikte erwachsen aus den widersprüchlichen Anforderungen innerhalb der Arbeit selbst, Konflikte welche die Möglichkeit einer Integration der Arbeitenden begrenzen. (...) Berufliche Sozialisation ist der permanente Prozeß der Ausbildung von *Persönlichkeitsstrukturen* in der Auseinandersetzung mit den sich aus dem *Arbeitsprozeß* ableitenden (zum Teil widersprüchlichen) Anforderungen.«[4]

---

1 Buser, K., Kaul, H. (Hg.): Medizinische Psychologie – Medizinische Psychologie, Stuttgart ²1981, S. 115
2 Siegrist, J.: Lehrbuch der Medizinischen Soziologie, München ³1977
3 Grosskurtz, P. (Hg.): Arbeit und Persönlichkeit. Berufliche Sozialisation in der arbeitsteiligen Gesellschaft, Reinbek 1979, S. 8
4 Ebd., S. 4

Die berufliche Sozialisation wird nicht nur in der beruflichen Ausbildung, sondern auch durch die hierarchische Struktur im Krankenhaus beeinflußt.[5]

Unter dieser Voraussetzung erscheint die These von der dynamischen Veränderung der Wahrnehmung der beruflichen Belastungen auch aus soziologischer Sicht insofern von Relevanz, als allein die über Jahre verlaufende 'berufliche Sozialisation' diese *dynamische Sichtweise* in praxi nahelegt. Die typische Karriere von der Jungschwester, über die erfahrene Schwester, stellvertretende Stationsschwester bis hin zur Stationsschwester oder zur Leiterin einer größeren Einheit (Oberschwester, Pflegedienstleitung) führt zwangsläufig zu einer veränderten Wahrnehmung der beruflichen Belastungen, weil diese in verschiedenem Maße auch an die Karrierestufen gekoppelt sind.

Die gängigen Untersuchungen zur 'beruflichen Belastung des Pflegepersonals' sind nur selten vom Pflegepersonal selbst durchgeführt worden, was dazu geführt haben mag, daß der postulierte Aspekt der 'dynamischen Veränderung der Wahrnehmung beruflicher Belastungen' nicht deutlich genug dargestellt wird.

Die hier vorgelegte prozessuale, also längsschnitthafte Analyse soll aufzeigen, wie sich im Laufe der beruflichen Sozialisation die Wahrnehmung der verschiedenen *Belastungsfaktoren* ändert. Darüber hinaus soll der Versuch unternommen werden, thesenartig die praktische Bedeutung der vorgelegten Ergebnisse zu illustrieren.

Die Autoren dieser Studie führen diese Untersuchung auf Grund der eigenen *Betroffenheit* durch; einerseits um sich selbst über ihre eigene *berufliche Sozialisation* klar zu werden, andererseits um herauszuarbeiten, welche Erfahrungen andere Kolleginnen und Kollegen gemacht haben und – so diese Erfahrungen zulässigerweise zu verallgemeinern sind – entsprechende Vorschläge zur Verbesserung der Situation zu unterbreiten. Insofern folgen die Autoren also einer Typisierung von Friedrichs, der u.a. als Anlaß sich mit einer Forschungsfrage zu beschäftigen, »den Wunsch nach Aufhebung eines existierenden sozialen Problems« angibt.[6]

Die Autoren führen qualitative Interviews durch, um den Anspruch nach Darstellung der dynamischen Veränderungen gerecht werden zu können. Sie sind sich bei der *Methodenwahl* der Tatsache bewußt, daß bei den Berichten, die Wiedemann 'erzählte Wirklichkeit' genannt hat, der Interviewpartner »immer auch eine Auslegung der erzählten Geschichte«[7], durchführt. Diese Tatsache ist

---

5   Kuss, S.D.: Sozialisation in der Pflege, in: *Österr.Krankenpflege-Zeitschrift*, Sondernummer, 13.Juni 1991, S. 68ff.

6   vgl. Friedrichs, J.: Methoden der Sozialforschung, Opladen [11]1980

7   Wiedemann, P.M.: Erzählte Wirklichkeit – Zur Theorie und Auswertung narrativer Interviews, Weinheim 1986

für »objektivitätsbewußte Methodiker«[8] in den Sozialwissenschaften oftmals ein Problem; sie verzichten deshalb auf diese Art der Datenerhebung und benutzen scheinbar objektivere, wie psychophysiologische Messungen, Tests etc. »Sie übersehen dabei, daß derartige objektive Erhebungen (psychophysiologische Messungen, Tests ect.) die Wirklichkeit des Menschen kaum erreichen und, so sie auf soziale und *psychische Phänomene* abzielen, durch *kommunikatives Handeln* vollzogen werden, und damit ebenso subjektiv sind. Die *Objektivität* dieser Verfahren ist demnach immer eine fiktive Konstruktion oder schlimmer: ihre Objektivität ist kein Gütezeichen, sondern nur ein Zeichen für die gelungene Exkommunikation von individueller Entscheidungs- und Handlungsautonomie; denn nur dort, wo diese Autonomie nicht mehr vorhanden ist, haben derartige reduzierende Verfahren einen Sinn.«[9]

Die Arbeit soll mehreren Überlegungen der Autoren gerecht werden:

1. Sie soll nicht nur die Darstellung der durchgeführten Untersuchung und deren Ergebnisses beinhalten, sondern gleichzeitig auch den Forschungsprozeß verdeutlichen, der bei der Erstellung der Studie abgelaufen ist. Damit soll der Versuch unternommen werden, über den eigentlichen Inhalt der Studie hinaus, auch die einzelnen Entscheidungen der Autorengruppe nachvollziehbar zu gestalten. Zum Beispiel soll es nicht genügen, lediglich darauf hinzuweisen und zu begründen, welche Methode der Datenermittlung die Autoren gewählt haben, sondern es wird zugleich dargestellt, welche anderen Möglichkeiten zur Datenerhebung es noch gegeben hätte. Mit den ausführlichen Darstellungen wird den Lesern die Möglichkeit gegeben, den Forschungsansatz der Autorengruppe nachvollziehen und kritisch diskutieren zu können.
2. Überdies möchten die Autoren zunächst als direkte Adressaten der Arbeit jene Kolleginnen und Kollegen ansprechen, die sich mit einzelnen Aspekten der Thematik bereits auseinandergesetzt haben und sich von daher auf längere theoretische Erörterungen einlassen können. Für Kolleginnen und Kollegen, die sich bisher weder mit Forschungsfragen grundsätzlich, noch mit sozialwissenschaftlichen Ansätzen der *Forschungsmethodologie* beschäftigt haben, setzt diese Arbeit u.U. ein gewisses Maß an Geduld voraus, bis sie auf die eigentlichen Forschungsergebnisse dieser Untersuchung stoßen.

Die Arbeit stellt zunächst die wesentlichen Ergebnisse und methodischen Vorgehensweisen anderer Studien zur Belastungssituation des Pflegepersonals dar

---

8 Ebd., S. 14
9 Ebd.

und versucht wichtige Begriffe, die in der Diskussion um die Belastungsmomente immer wieder benutzt werden, zu definieren.

Im Kapitel *Literaturanalyse* werden einige wichtige Forschungsergebnisse zur Belastung des Pflegepersonals vorgestellt. Diese Literaturanalyse verzichtet bewußt auf eine Interpretation oder Bewertung dieser Ergebnisse; vereinzelt werden Zusammenhänge mit der hier vorgelegten Untersuchung erläutert. Die Interpretation der hier vorgestellten Ergebnisse aus der Literatur wird in der Diskussion mit den Ergebnissen der eigenen Untersuchung nachgeholt.

Bei dieser Vorgehensweise zeigt sich bereits ein bestimmter forschungstheoretischer Hintergrund der Autorengruppe, der im folgenden kurz skizziert und im Vergleich mit anderen grundlegenden forschungstheoretischen Ansätzen diskutiert werden soll.[10]

Die Methode der Induktion

»In sozialwissenschaftlichen Untersuchungen spielen induktive Verfahren zur Stützung und Verallgemeinerung der Ergebnisse eine zentrale Rolle.«[11]

Das induktive Verfahren ermöglicht es, aus einzelnen Beobachtungen die ersten Zusammenhangsvermutungen anzustellen, die dann durch systematische weitere Beobachtungen zu erhärten sind.

Die »*Induktion* ist definiert als der Versuch, von einer Aussage mit geringer Aussagekraft zu einer Aussage mit höherer Aussagekraft zu gelangen (...) oder: Induktion ist definiert als ein Schluß vom Speziellen zum Generellen.«[12]

Die Methode der Deduktion

»Die *Deduktion* ist definiert als ein Schluß vom Generellen auf das Spezielle.«[13]

»Eine allgemeine Hypothese am Beginn der Untersuchung formuliert einen quantitativen Zusammenhang; aus der Hypothese werden spezifische, am konkreten Gegenstand überprüfbare Sätze deduktiv abgeleitet. Wenn die spezifischen Sätze der Überprüfung standhalten, kann die allgemeine Hypothese als vorläufig bestätigt gelten; anderenfalls ist sie ein für alle Mal widerlegt, falsifiziert. Der *kritische Rationalismus*, wie ihn

---

10 S. auch hierzu den grundlegenden Aufsatz von R.A. Schröck: Forschung in der Krankenpflege: Methodologische Probleme, in: *Pflege* 1 (1988) 2, S. 84-93
11 Mayring, P.: Einführung in die qualitative Sozialforschung, München 1990, S. 23
12 Alemann, H.v.: Der Forschungsprozeß – Eine Einführung in die Praxis der empirischen Sozialforschung, Stuttgart ²1984, S. 19

Karl *Popper* (1984) formuliert hat, geht dabei sogar soweit zu behaupten, daß die *Falsifikation* von Hypothesen das einzige wissenschaftlich exakte Verfahren sei; wenn man nur genügend allgemeine Hypothesen widerlegt habe, müsse die 'Wahrheit' übrig bleiben.«[14]

Die Methode der »Grounded Theory«

Als weitere Methode der Datengewinnung wird von einigen Autoren die als »*gegenstandsbezogene Theoriebildung*«[15] übersetzte Methode angeführt. »Die qualitativ orientierte Forschung sieht wenig Sinn darin, sich nach dem Ideal des *Kritischen Rationalismus* (*Karl Popper*) darauf zu beschränken, nur vor der Datenerhebung formulierte Hypothesen zu überprüfen.«[16] Die Theoriebildung im Sinne der Grounded Theory läßt »die Konzeptbildung bewußt während der Datenerhebung zu und will sie durchsichtig machen. Damit finden Datenerhebung und Auswertung gleichzeitig statt. Im Laufe der Datenerhebung kristallisiert sich ein theoretischer Bezugsrahmen heraus, der schrittweise modifiziert und vervollständigt wird. Wenn er in Klarheit und Aussagekraft zufriedenstellend ist, wird die weitere Datenerhebung abgebrochen, und die wesentliche Auswertungsarbeit ist bereits vollzogen.«[17]

Dieses Verfahren wurde von B.G. Glaser und A.L. Strauss[18,19] entwickelt, und insbesondere von F. Schütz[20] im deutschen Sprachraum weiterentwickelt und angewandt. Lorenz-Krause hält die Grounded Theory besonders für die Pflegeforschung geeignet, »da sie einerseits die Erhebungsmethoden an den empirischen Gegebenheiten immer wieder neu ausrichtet und andererseits nicht auf bereits vorhandene Theorien zurückgreift. Gerade weil Pflegeforschung sich zu einer eigenständigen Wissenschaft mit eigenen theoretischen Erklärungsmodellen und Theorien über Pflege entwickeln will, kommt ihr die Flexibilität der Grounded Theory entgegen.«[21]

---

13 Ebd., S. 19
14 Ebd., S. 23
15 Mayring, P.: A.a.O., S. 77
16 Ebd., S. 77
17 Ebd., S. 77
18 Vgl. Barney, G., Glaser, B. und Strauss, A.L.: The Discovery of Grounded Theory, Chicago 1967
19 Vgl. Chenitz, W.C., Swanson, J.M.: From practice to grounded theory, Menlo Park (California) 1986
20 Schütze, F.: Die Technik des narrativen Interviews in Interaktionsfeldstudien. *Arbeitsberichte und Forschungsmaterialien* Nr. 1 der Universität Bielefeld, Faktultät für Soziologie, 1977
21 Lorenz-Krause, R.: Zur Konzeption praxisbezogener Pflegeforschung, *Deutsche Krankenpflege-Zeitschrift* 42 (1989) 5, S. 290-295

Die Methode der Grounded Theory zu nutzen ist den Autoren dieser Studie allerdings bei der genannten Fragestellung nicht möglich, weil bereits auf Grund der persönlichen Erfahrung einerseits und der – wenn auch nur kursorischen – Auseinandersetzung mit dem Thema andererseits, den Autoren bereits bestimmte Informationen präsent sind. Es kann in dieser Studie daher nicht darum gehen, einen theoretischen Bezugsrahmen während der Datenerhebung und -analyse zu erstellen, sondern die spontan entwickelte Hypothese, die dieser Untersuchung letztendlich zu Grunde liegt, zu untersuchen. So bietet sich – wissenschaftstheoretisch gesehen – die Methode der *Deduktion* an, die wiederum beinhaltet, daß die gestellte Hypothese in der Auseinandersetzung mit bereits vorhandenen Informationen untersucht wird.

Die Literaturanalyse hat folgende Zielrichtung: Einerseits wird aus den dargestellten wissenschaftstheoretischen Überlegungen heraus eine Literaturrecherche durchgeführt, andererseits sollen dem Leser der Studie die notwendigen Vorinformationen zur Problematisierung der vorliegenden Untersuchung nachvollziehbar gemacht werden. Nach der grundlegenden Darstellung der vorliegenden Arbeiten zur gleichen Thematik versucht die Autorengruppe eine dringend erforderliche eigene Standortbestimmung.

Im anschließenden Abschnitt wird die Methodik der Datensammlung mittels Interviews grundsätzlich vorgestellt und die Wahl des in dieser Studie benutzten Verfahrens näher begründet. Die Darstellung und Diskussion der einzelnen Ergebnisse dieser Untersuchung erfolgt im Anschluß daran.

Das letzte Kapitel schließlich diskutiert die Ergebnisse und zeigt auf, welche Bedeutung die Ergebnisse dieser Untersuchung für die tägliche Praxis von Pflegedienstleitungen und Unterrichtskräften, vorwiegend für jene, die in der innerbetrieblichen Fort- und Weiterbildung tätig sind, haben können und unterbreitet thesenartige Vorschläge zur Verbesserung der Situation.

2 Hintergrund der Studie und Literaturanalyse

2.1 Ergebnisse anderer Studien

Will man der Frage nachgehen, welchen 'Belastungen' das Pflegepersonal ausgesetzt ist, kommt man um die Interpretation einiger häufig synonym benutzter Vokabeln und um eine theoretische Abgrenzung der einzelnen Begriffe, sowie um eine eigene Standortbestimmung nicht herum. Die Tatsache, daß im umgangssprachlichen Gebrauch, sowie in der Literatur die Begriffe *Belastung*, *Streß*, *Arbeitsunzufriedenheit* und *Burnout* identisch benutzt werden, mag für den täglichen Gebrauch unproblematisch sein, für die Erhebung qualitativer Informationen, die sich mit dem Thema beschäftigen, muß zumindest der Versuch einer Klärung unternommen werden.

Die folgenden Ausführungen fassen die wesentlichen Ergebnisse der Studien zusammen und stellen diese jeweils gesondert dar. Aus den Überlegungen zur Methodik der bisher durchgeführten Untersuchungen läßt sich bereits ableiten, daß eine zusammenfassende Darstellung der Ergebnisse wenig zweckmäßig erscheint, ist die Herangehensweise und Durchführung der Untersuchungen so grundlegend verschieden, daß eine Gesamtinterpretation nur äußerst schwierig durchzuführen ist. Trotzdem sollen hier verschiedene Studien vorgestellt werden, denn aus der Kritik dieser Studien festigt sich bei den Autoren dieser Studie die These der dynamischen Sichtweise zur Veränderung der Belastungswahrnehmung in der beruflichen Sozialisation.

Belastung im Lebensereigniskomplex

Faltermaiers[22] Modell geht von einem 'Lebensereigniskomplex' aus, dessen gleichberechtigte Komponenten zum einen 'Lebensereignisse', zum anderen 'Dauerbelastungen' sind. Als Lebensereignisse werden hier inhaltlich und in zeitlichem Verlauf zueinander stehende, miteinander verknüpfte Ereignisse genannt.

Faltermaier unterscheidet berufliche und außerberufliche Belastungen. Abhängig von den institutionellen Bedingungen des Krankenhauses zeigt sich, daß in kleinen Land- und Kreiskrankenhäusern die Belastungen durch einen oft eklatanten Personalmangel gekennzeichnet sind, vor allem fehlt es »an qualifiziertem Personal, durch eine Überforderung der einzelnen Krankenschwester durch zu große Verantwortung bei gleichzeitig fehlender Erfahrung und durch

---

22 Faltermaier, T.: Lebensereignisse, Dauerbelastungen und alltägliche Bewältigungsversuche: Eine qualitative Studie am Beispiel junger Krankenschwestern, München 1987

eine starre hierarchische Ordnung mit manchmal sehr autoritären Vorgesetzten«.[23]

In großen städtischen Kliniken zeigt sich der Personalmangel in »meist unbesetzten Planstellen oder in fehlendem Ersatz für Ausfälle (und) durch Konflikte innerhalb des Pflegepersonals, die sich oft in Auseinandersetzungen mit einer Stationsschwester über unterschiedliche Auffassungen von Pflegearbeit und deren (autoritärem) Führungsstil ausdrückten«.[24] Die beruflichen Belastungen werden um so beeinträchtigender, je länger sie andauern. »Die Dauer einer Belastung hängt aber sehr vom Umgang mit ihr ab; oft haben die Frauen eine unerträglich gewordene Arbeitssituation durch einen Stellenwechsel oder Berufsausstieg beendet.«[25] »Typische Verläufe finden sich bei der Überforderung an der ersten Stelle, wobei die anfangs große Belastung mit zunehmender Routine eher abnimmt, und bei Interaktionskonflikten im Team, die meist beginnend mit Verstimmung, Verärgerung immer mehr eskalieren und nach massiven Auseinandersetzungen oft mit einem Stellenwechsel enden.«[26] Als wesentliches belastendes Lebensereignis im Beruf wird von den Befragten vor allem der Stellenwechsel angegeben, die »aber in der Regel keine unmittelbar wirksame Belastung der Frauen mit sich brachten, sondern eher allmählich zu einer Dauerbelastung führten oder sie beendeten«.[27]

Wenige 'bedrohliche Ereignisse' die die beruflichen Perspektiven der Frauen zu gefährden vermochten, werden als belastend empfunden (z.b. daß ein Patient im Nachtdienst aus dem Bett fiel und verstarb). Interne Veränderung auf der Station oder Abteilung, wie z.B. die Umstellung von ständigem Nachtdienst auf den Tagdienst, werden ebenfalls als Belastungmomente angegeben.

Faltermaier bezeichnet die inhaltliche und zeitliche Zusammenballung von diskreten Ereignissen und Dauerbelastungen als 'Lebensereignis-Komplex'. Weiterhin differenziert er die 'bedrohlichen' und die 'belastenden' Lebensereignis-Komplexe, wobei er »unter Bedrohlichkeit eines Ereignisses (...) hier die Gefährdung einer zentralen Lebensperspektive für die betroffene Person (versteht); wenn zentrale Ziele im Leben durch ein einschneidendes Ereignis nicht mehr realisierbar erscheinen, dann machen sie es bedrohlich. Zur Einschätzung der Bedrohlichkeit muß man daher neben dem aktuellen sozialen Kontext auch den biographischen Kontext einer Person kennen, da man erst dadurch deren Lebensperspektive beurteilen kann.«[28]

---

23 Ebd., S. 386
24 Ebd., S. 389f.
25 Ebd., S. 390
26 Ebd.
27 Ebd.
28 Ebd., S. 392

Unter dem Begriff der belastenden Lebensereignis-Komplexe sind Elemente subsumiert, die zwar nicht im oben genannten Sinne bedrohlich sind, aber dennoch die Situation der Betroffenen erschweren und unter Umständen dazu führen, daß weniger bedrohliche Sachverhalte plötzlich eine Bedrohlichkeit darstellen, d.h. die »zentralen Ziele nicht mehr realisierbar erscheinen lassen«.[29]

Neben den vorgestellten Lebensereignis-Komplexen haben aber auch die außerberuflichen Dauerbelastungen einen nicht zu unterschätzenden Einfluß auf die Befragten. Faltermaier definiert diese Dauerbelastungen als »Phasen, die mindestens vier Wochen (meist viel länger) andauern, in denen sich die Betroffene überwiegend durch eine Lebensbedingung belastet oder bedroht fühlt«.[30]

Die wesentlichen drei Dauerbelastungsmomente liegen im Gesundheitsbereich, im Partnerbereich und in der Verwandtschaft.[31] Faltermaiers Studie zeigt die Verzahnung der beruflichen und außerberuflichen Belastung. Er verläßt durch diese Untersuchung die rein statische Sichtweise von beruflichen Belastungen, ohne aber auf Veränderungsprozesse im Sozialisationsprozeß – im Sinne der Fragestellung der Autoren dieser Studie – näher einzugehen. Aus Faltermaiers Studie wird nicht ersichtlich, ob ein bestimmter zeitlicher Verlauf bzw. eine bestimmte Reihenfolge der beruflichen Belastungen nachgewiesen oder überhaupt untersucht werden kann.

Belastungsfaktoren im Krankenhaus

Auch Taubert[32] untersucht keine Veränderungsprozesse, sondern präsentiert Forschungsergebnisse aus vierzehn verschiedenen Untersuchungen. Neben der theoretischen Beschäftigung mit den Belastungen in der Krankenpflege bekam sie einen tieferen Einblick durch eigene Erfahrungen als Krankenschwester. Gemeinsam mit Berufskolleginnen wurde das Forschungsprojekt 'Menschengerechte Krankenpflege' entwickelt und durchgeführt.[33]

Taubert spricht von einer grundsätzlichen großen Zufriedenheit der im Krankenpflegeberuf Tätigen, da es sich um eine interessante und abwechslungsreiche Tätigkeit mit einer Vielfalt von Aufgaben handelt. Die hohe Fluktuationsrate begründet sie mit den Bedingungen, unter denen Krankenschwestern arbeiten müssen. Auslöser für Belastungen seien struktureller Natur: ungünstiger Stellenschlüssel, änderungsbedürftige Organisation, ungenügende Vorbereitung

---

29 Ebd., S. 393
30 Ebd., S. 400
31 Vgl. ebd., S. 400f.
32 Taubert, J.: Hilfen zur Bewältigung im pflegerischen Alltag, in: *Krankenpflege* 40 (1987) 5, S. 161-166
33 Siehe auch Taubert, J., in: Robert-Bosch-Stiftung (Hg.): Quelle berufliche Motivation von Krankenpflegepersonal, Gerlingen 1987

auf psychische Belastungen und mangelnde Hilfe für deren Verarbeitung. Als 'Ko-Ursache' gelte ein geringer Status und ein schwaches soziales Selbstbewußtsein.

Die Belastungen durch strukturelle Bedingungen werden von der Autorin offenbar aus folgendem Grunde besonders hervorgehoben: Positive Erfahrungen in einem Krankenhaus lassen sich nicht ohne weiteres auf ein anderes übertragen. Die Autorin bezeichnet als strukturelle Bedingung die Krankenhausstruktur, es geht jedoch nicht ausdrücklich hervor, was damit gemeint ist. Es ist anzunehmen, daß es sich hier um Organisation, zentrale Dienste u.a. handelt. Taubert ist der Auffassung, daß sich Belastungen, die sich in einem Bereich ergeben, auch auf andere Bereiche auswirken. Als Beispiel wird angeführt: Körperliche Überbeanspruchung wirkt sich auf die Psyche aus und führt so zur Erschwernis bei der Aufrechterhaltung sozialer Kontakte. Die Autorin spricht von einer Zunahme der Belastungen durch die Intensivierung der Arbeit, größeren Patientendurchlauf, kürzere Verweildauer der Patienten und modernere Behandlungsmethoden. Dazu kommen weitere psychische Belastungen, wie gesundheitliche Schädigungen durch den Schichtdienst, als indirekte Wirkung durch Verschiebung des Biorhythmus.

48 % der Untersuchten seien bereits bei normalen Bedingungen psychisch belastet. Dies gilt besonders für patientennahe Tätigkeiten, durch die direkte Konfrontation mit Leiden, Krankheit und Tod. Die Ursache ist darin zu suchen, daß die Schwestern das Leiden nicht lindern können und die Situation nicht veränderbar ist, sie aber helfen möchten. Die psychische Belastung steigt durch einen erhöhten Anspruch. Ein Eingeständnis der psychischen Belastungen der Schwestern findet nicht statt, eher werten sie einen unerfüllten Anspruch als persönliche Niederlage.

Zu diesen strukturell bedingten Belastungen kommen für Krankenschwestern noch weitere beeinflussende Faktoren hinzu. Taubert nennt hier an erster Stelle die Arbeitszeit. Durch unregelmäßige Pausen und Überstunden, die abgegolten werden müssen und so als Teufelskreis wieder zu vermindertem Personalbestand und erneuten Überstunden der Kollegen führen, muß Zeitersparnis am Patienten stattfinden.

Das Belastungempfinden wird durch den Verlust der ganzheitlichen Sichtweise zugunsten routinierten Fließbandarbeit verstärkt. Die Delegation von Einzeltätigkeiten an Hilfskräfte führt zum Leidensdruck der Schwestern, unterhalb ihres Niveaus arbeiten zu müssen.

Eine weitere Belastung tritt auf durch mangelnde Kooperation im Krankenhaus. Hier herrscht bei den Betroffenen häufig eine positive Sichtweise vor, Kritik wird jedoch am Klima auf der Station geübt. Insbesondere gilt diese Kritik den Stationsleitungen, da sie für das Klima verantwortlich gemacht werden.

Manche Schwestern haben das Gefühl, für die gute Laune der Stationsschwester arbeiten zu müssen. Viele fühlen sich unwohl, weil sie gerne selbstständiger arbeiten möchten.

Aus den ihr vorliegenden Untersuchungen resümiert Taubert, daß das Verhältnis Schwester-Arzt eher negativ beurteilt wird. Die Leistungen der Pflegenden werden von den Ärzten häufig nicht gewürdigt. Außerdem leidet das berufliche Selbstverständnis darunter, daß die ärztliche Dominanz immer stärker wird. Da Pflege nicht als eigenständige Tätigkeit gesehen wird, sondern an ärztlichen Tätigkeiten orientiert ist, ist es den Pflegenden nicht möglich, gerade hier die Kunst der Pflege auszuüben. Zu einer zusätzlichen Belastung kommt es durch die Übernahme ärztlicher Tätigkeiten.

Bezugnehmend auf verschiedene Autoren nennt Widmer[34] Verantwortung, Arbeitsmenge, Zeitdruck, Personalmangel, 'schwierige Patienten', unterschiedliche Pflegeverständnisse, Zusammenarbeit im Team oder mit Ärzten, Probleme in der Hierarchie, mangelnde Mitsprache und Mitentscheidungsmöglichkeiten, eigene Hemmungen und Unausgeglichenheit als Belastungsfaktoren, die nur quantitativ dargestellt und bewertet werden.

Als wichtigen Aspekt nennt Widmer[35], daß weder Arbeitsmenge noch Zeitdruck Streß auslösen, sondern die Kluft zwischen dem, was die Schwester tun möchte und dem, was sie tun kann.

So fühlen sich zwei von drei Pflegenden durch Konfrontation mit ethischen Konflikten deutlich bis sehr belastet, jede dritte Schwester durch Personalkonflikte, jede vierte Schwester durch Verunsicherung in der eigenen Arbeit, der fachlichen Qualifikation, in Organisationsmängeln und der Lebensgeschichte. Der viertgrößte Streßfaktor ist die Arbeitslast, womit die Hektik, die unregelmäßige Arbeitszeit und Arbeitsmenge gemeint ist. Hier unterscheidet sich Widmers Ergebnis deutlich von anderen Untersuchungen, in denen dieser Faktor oft an erster Stelle steht und kommt damit dem subjektiven Eindruck der Wertigkeit des Belastungsfaktors 'Arbeitslast' der Autoren dieser Studie nahe! Ferner werden genannt: Unselbständigkeit durch Mangel an Autonomie, Beziehung zu Vorgesetzten und Beziehung zum Arzt, die jedoch als verhältnismäßig gering belastend angesehen werden. Der von Widmer untersuchte Einfluß der unterschiedlichen Ausbildungen in der Schweiz dürfte auf bundesdeutsche Verhältnisse nicht übertragbar sein. Auffallend ist, daß Intensiv- und Notfallschwestern sich am wenigsten belastet fühlen. Diese spezialisierte Berufsgruppe ist allerdings nicht Gegenstand der vorliegenden Studie.

---

34 Vgl. Widmer, M.: Streß, Streßbewältigung und Arbeitszufriedenheit beim Pflegepersonal, Aarau 1988

35 Widmer, M.: Streß, Streßbewältigung und Arbeitszufriedenheit beim Pflegepersonal, in: *Pflege* 2 (1988) 2, S. 137

In mittlerweile zahllosen Veröffentlichungen wird den Belastungsfaktoren im Krankenhaus ein breites Interesse entgegengebracht: Die DKG empfiehlt sowohl die Entlastung des Pflegepersonals von pflegefremden Tätigkeiten, die kooperative Zusammenarbeit aller Berufsgruppen im Krankenhaus, als auch die Ausweitung von Teilzeitangeboten und ähnliche Maßnahmen, um die Belastungsfaktoren zu reduzieren.[36]

Einzelne Untersuchungen versuchen herauszuarbeiten, wie und in welcher Form Pflegende von »pflegefremden Tätigkeiten« entlastet werden könnten.[37]

Inwieweit die von den Pflegenden als »Belastung« empfundenen Faktoren mit der Selbsteinschätzung der Berufsgruppe durch sich selbst zusammenhängt, wird allerdings nur sehr selten untersucht. Dern stellt u.a. die These auf, daß die »Zufriedenheit mit der eigenen Berufstätigkeit und Stolz auf die im Beruf erbrachten Leistungen« eng miteinander in Zusammenhang stehen, aber beide wiederum nur dann entstehen können, »wenn die Selbsteinschätzung« stimmt.[38]

Beziehung von Belastung und körperlichen Beschwerden

Bartholomeyczik[39] spricht von einem traditionell bürgerlichen Frauenberuf, der normalerweise unter Bedingungen hoher Arbeitsbelastungen ausgeübt werden muß. Sie untersucht die vorhandenen Belastungen und deren Auswirkungen, nicht aber die Veränderungen in der beruflichen Sozialisation. In der Ausübung des Berufs kommt es häufig zu Streßsituationen, die laut Bartholomeyczik auf verschiedenen Ursachen beruhen können. Durch die Arbeitsbedingungen (Heben, Tragen, Bücken, Nacht- und Schichtarbeit) sind Frauen zur Ausübung des Berufs konstitutionell üblicherweise ungeeignet. Hinzu kommt die Doppelbelastung durch Familie und Beruf und die Besonderheit dieses Berufs, nämlich der Umgang mit kranken Menschen. Die Krankenschwester bildet den Mittelpunkt für den Kranken – mit all seinen Problemen und Leiden – und sitzt gleichzeitig an ihrem Arbeitsplatz zwischen den Stühlen. Bartholomeyczik führt in ihrer Untersuchung an, in welchem Zusammenhang familiäre und berufliche Belastungen stehen und welche Art der Belastung die größeren gesundheitlichen Folgen hat.

---

36 Ohne Autor: Maßnahmen der Krankenhausträger zur Verbesserung der Situation des Pflegepersonals, in: *Das Krankenhaus* 83 (1991) 7, S. 375ff.

37 Frauenknecht, X.: Ein Projekt zur Entlastung des Pflegedienstes, in: *krankenhaus umschau* 60 (1991) 8, S. 625ff.

38 Dern, W.: Beruf, Arbeitsverständnis und Image der Krankenpflege, in: *Die Schwester/Der Pfleger* 31 (1992) 2, S. 141ff.

39 Bartholomeyczik, S.: Arbeitsbedingungen und Gesundheitsstörungen bei Krankenschwestern, in: *Deutsche Krankenpflege-Zeitschrift* 40 (1987) 1, Beilage, S. 1-9

Relative Häufigkeiten von Beschwerden-Nennungen

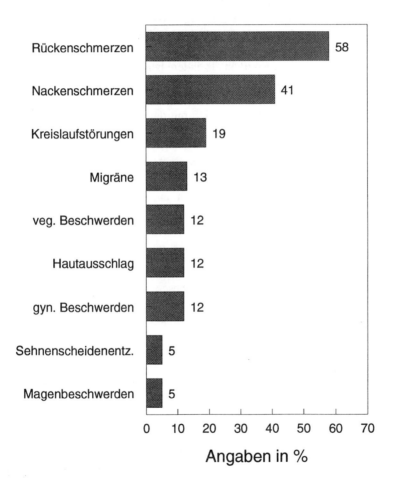

Abbildung 1, nach: Bartholomeyczik, S.: Arbeitsbedingungen und Gesundheitsstörungen bei Krankenschwestern, in: *Deutsche Krankenpflege-Zeitschrift* 40 (1987) 1, Beilage

Untersucht werden körperliche, vegetative und psychische Beschwerden. Bei der Gegenüberstellung 'Haushaltsanforderungen' und 'berufliche Anforderungen' zeigt sich im Ergebnis, daß die Beschwerden weniger von der Art und Quantität der Hausarbeit abhängen, als von der beruflichen Belastung. In der Auswertung der Ergebnisse der Studie geht es um eine erste Analyse des Zusammenhangs zwischen Beschwerden und Arbeitsanforderungen in Haushalt und Familie. Sie stellt bezüglich der Belastungen von Krankenschwestern fest, daß die Menge der Hausarbeit kaum Bedeutung hat für das Auftreten von Beschwerden, ebenso wie körperliche Belastungen im Beruf sich nicht deutlicher auf körperliche Beschwerden auswirken als andere berufliche Bedingungen. Sie sagt aber, daß die beruflichen Anforderungen sich deutlich stärker auf die Beschwerden auswirken als die im Haushalt[40]. Diese kurz skizzierten Aussagen sind ein weiterer Grund für die Autoren, sich mit den beruflichen Belastungen differenzierter auseinanderzusetzen und diese zu untersuchen.

Logisch erscheint das Ergebnis, daß weniger Überstunden als weniger belastend empfunden werden. Ein problembeladenes Verhältnis zu Vorgesetzten führt insbesondere bei Personalmangel zu verstärkt empfundener Belastung. Demgegenüber stellt schwere körperliche Arbeit, auch in Verbindung mit Problemen im Umgang mit Patienten kein gravierendes Belastungsmoment dar.

Bartholomeyczik stellt fest:

»– Überstunden sind nach wie vor sehr weit verbreitet in der Krankenpflege.

– Personalmangel bzw. ungenügende Stellenbesetzung stellt auch bei den derzeitigen Arbeitslosenzahlen noch ein Problem dar.

– Teilweise wird bei der Arbeitsorganisation auf die Bedürfnisse der Frauen mit Kindern Rücksicht genommen. Das ist aber nur für einen geringen Teil der Mütter möglich.

– Wenn ein hoher Arbeitsanfall vorhanden ist, dann steigt nicht nur die Intensität der Arbeit, sondern die Qualität wird auch bedeutend schlechter. Aufgaben können nicht an einem Stück erledigt werden, Vorgesetzte üben besonderen Druck aus, Anweisungen sind widersprüchlich.

– Es ist danach nicht erstaunlich, daß ein großer Teil der Befragten lieber weniger Stunden in der Woche arbeiten möchte. Nachdenklich sollte aber die Tatsache stimmen, daß mehr junge, kinderlose Frauen den Krankenpflegeberuf aufgeben oder unterbrechen wollen, als Frauen mit Kindern.«[41]

---

40 Vgl. ebd., S. 3, 6
41 Ebd., S. 9

Neben den immer wieder zitierten Untersuchungen und der Bestätigung, daß körperlich schwere Arbeit und Arbeitszeitregelungen schwerwiegende Belastungsmomente bei Pflegenden sind, spricht Bartholomeyczik[42] an anderer Stelle insbesondere über den Umgang mit dem Kranken und die daraus resultierenden Probleme. Die eigentliche Krankenpflegetätigkeit – die Betonung liegt auf Pflege – wird häufig nur nebenbei als Arbeitsbelastung gesehen. Es erfordert eine »ungeheure Anpassungsleistung«[43], wenn Pflegende bei von Laien als »widerwärtig, ekelerregend, schmutzig bezeichneten Tätigkeiten«[44] auf das Gefühlsleben der Patienten eingehen müssen. An Stelle des Eingehens auf das Gefühlsleben wird der kranke Mensch möglicherweise als Objekt gesehen; technisch korrekt wird die Arbeit am 'Objekt' Patient verrichtet.

Als Folge der Konfrontation mit diesem Problem nennt Bartholomeyczik das 'Ausgebranntsein'. Durch emotionale Erschöpfung der Pflegenden und mangelndem Respekt oder Sympathie für den Patienten resultiert eine zynische, inhumane Auffassung. Als Verstärker für dieses Ausgebranntsein wirkt die Schwierigkeit der Pflegenden sich einzugestehen, mit der Arbeit nicht fertig geworden zu sein. Dieses Versagens- oder Schuldgefühl sucht der Ausgebrannte nur bei sich selbst. Da die Ursache des Problems nicht richtig erkannt wird, lernt eine Schwester es auch nicht, mit diesen Problemen umzugehen.

»Es ist nachgewiesen, daß dort, wo der Streß des Pflegepersonals am größten ist, die Versorgung des Patienten am schlechtesten ist.«[45]

Als weiteres Belastungsmoment kann der Doppelcharakter der Pflegetätigkeit genannt werden: Einerseits die Grundpflege am Patienten, die selbständig durchgeführt wird, aber einen niedrigen Status hat und andererseits die Ausführung ärztlicher Anordnungen und Hilfeleistungen, die umso beliebter sind, je arztnaher und technischer sie sind.

In den letzten Jahren sind diverse vergleichende Untersuchungen sowohl zu den privaten, als auch zu den berufsbedingten Belastungen von z.B. in der Industrie arbeitenden Frauen durchgeführt worden. Auch Bartholomeyczik hat entsprechende Vergleichsuntersuchungen vorgelegt.[46] Als Beispiel mag die folgende Tabelle gelten, aus der deutlich wird, daß die Beschwerden, die als belastend empfunden werden, in anderen Arbeitsbereichen höher sind, als in der Krankenpflege.

---

42 Bartholomeyczik, S.: Arbeit in der Krankenpflege und Gesundheit bei Krankenschwestern, in: *Krankenpflege* 43 (1989) 5, S. 153-155
43 Ebd., S. 154
44 Ebd.
45 Bartholomeyczik, S. (Hg.): Beruf, Familie und Gesundheit bei Frauen, Berlin 1988, S. 155
46 Vgl. ebd.

"Wie stark leiden Sie unter folgenden Problemen?"

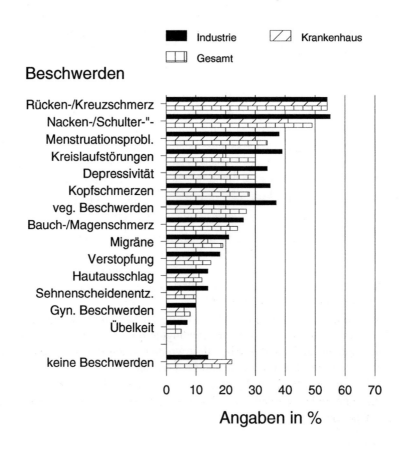

Abbildung 2, nach: Bartholomeyczik, S. (Hg.): Beruf, Familie und Gesundheit bei Frauen, Berlin 1988, S. 23

Bartholomeyczik hat mit ihrer Studie Zusammenhänge zwischen häuslichen und beruflichen Belastungen und körperlichen Beschwerden differenziert dargestellt. Vielen dieser Verknüpfungen können die Autoren zustimmen. Einige der Verknüpfungen haben die Autoren dieser Studie zu bestimmten Zeitpunkten ihrer eigenen Berufstätigkeit erlebt, allerdings waren diese Verknüpfungen bei ihnen nur sporadisch, aber sicher nicht ständig nachweisbar. Die Studie der Autoren hat nicht die Vielzahl dieser interessanten Aspekte zum Ziel, muß sie aber gegebenenfalls mit einbeziehen, da in der Methode des Interviews von den Befragten alle Aspekte als Belastung angegeben werden können.

Eine ähnliche Untersuchung (an Krankenschwestern, Kassiererinnen, Näherinnen und Facharbeiterinnen) hat Meggender vorgelegt[47]. Leider sind die Ergebnisse lediglich für das Pflegepersonal, nicht aber für die anderen Berufsgruppen dargestellt worden. Somit ist der Vergleich zwischen der Studie von Bartholomeyczik und Meggender nicht möglich. Nach Meggender klagen 60 % der Pflegenden über starke körperliche Anstrengung, knapp 30 % finden das ständige Gehen/Treppensteigen besonders anstrengend und 20 % klagen über Probleme, die durch einseitige Körperhaltung entstehen.

Belastungen als Problemfelder

Auch die Untersuchung von Buser[48] hat ergeben, daß sich die Belastungen im Pflegedienst auf neun Problemfelder konzentrieren, ohne dabei die Gewichtung der Belastungen in der beruflichen Sozialisation zu berücksichtigen. Die Problemfelder sind der Tätigkeitskatalog der Krankenpflegekräfte, Unbehagen bei der Dienstplangestaltung, verbesserungsbedürftige Fortbildung, unzureichende Einführungs- und Orientierungshilfen im Haus, Zusammenarbeit mit Ärzten und zentralen Diensten, Personalmangel und das Verhalten der Vorgesetzten.

Von zentraler Wichtigkeit ist der Personalmangel, wobei verschiedene Belastungsverstärker wirksam werden, wie Arbeitsbedingungen verschiedener Art, Organisations-, Kooperations- und Leitungsprobleme.

»Entscheidungen, die wegen ihres Sachzwangs eigentlich auf einer unteren Ebene getroffen werden müßten, werden in der Spitze der Hierarchie häufig inadäquat gefällt, da die entscheidungsbefugten Personen – aufgrund ihrer Position – zu weit vom tatsächlichen Geschehen entfernt waren.«[49] So wird der Be-

---

47 Meggender, O.: Arbeitsbelastungen von Krankenschwestern und Krankenpflegern in Österreich, *Deutsche Krankenpflege-Zeitschrift* 45 (1992) 6, S. 415ff.
48 Vgl.Buser, K. et al.: Humanität im Krankenhaus, auch für die im Krankenhaus Beschäftigten?, in: *Das Krankenhaus* 75 (1983) 1, S. 21f.
49 Ebd., S. 21

dingungsfaktor »hierarchische Personalstruktur«[50] zur Belastung. Die Autoren möchten dies mit einem Beispiel belegen:

> In einem mittelgroßen Krankenhaus wurden von dem Pflegepersonal auf Anraten des Personalrates relativ häufig sogenannte Überlastungsanzeigen an die Pflegedienstleitung geschickt. Diese Überlastungsanzeigen sollten dann geschrieben werden, wenn das Pflegepersonal auf Grund einer sehr hohen Arbeitsbelastung eine sichere Pflege der Patienten nicht mehr gewährleisten konnte.
> Auf diese Überlastungsanzeigen reagierte die Pflegedienstleitung mit folgendem Schreiben an eine septisch-chirurgische Station:
> »Liebe Schwester ...,
> wie Ihnen bekannt ist, prüfe ich jeden 2.Tag die Wäschebestellungen der einzelnen Stationen. Dabei fällt mir auf, daß die Bestellung der Station X über das normale Maß weit hinausgehen. So haben Sie z.B. am 15.02. für Ihre .. Patienten so viel Wäsche bestellt, wie z.B. innere Stationen, die doppelt so groß sind wie Sie. (...) Das kann eigentlich nur darauf hindeuten, daß ein Großteil Ihres Personals damit beschäftigt ist, Betten zu beziehen. Das mag vielleicht u.a. der Grund sein, weshalb Sie mit dem vorhandenen Personal Ihre Arbeit nicht schaffen.«[51]

Dieses Beispiel verdeutlicht die These der Autoren dieser Studie, denn für die leitende Schwester dieser Station ist die Belastung aus ihrer Position zwischen Pflegedienstleitung und Team eine andere, als die Arbeitslast des Teams. Die Belastungswahrnehmung verändert sich also in der beruflichen Sozialisation.

Belastungsursachen, Arbeitszeit und Personalmangel

In einer Umfrage der Deutschen Angestellten Gewerkschaft (DAG)[52] wird insbesondere die Arbeitszeit des Pflegepersonals als Belastungsursache betrachtet. Obwohl der Frühdienst insgesamt durch mehr Arbeit als der Spätdienst gekennzeichnet ist, ist er doch die beliebtere Dienstform des Pflegepersonals. Wahrscheinlich weil davon ausgegangen werden kann, daß diese Arbeitszeit mit den Bedürfnissen der Familie in Einklang zu bringen ist. Auch anderen persönlichen Bedürfnissen kann der Frühdienst eher gerecht werden. Selbst Überstunden und Mehrarbeit werden (im Frühdienst), ebenso wie der Bereitschaftsdienst als we-

---

50 Ebd.
51 Entnommen aus: *Frischer Wind*, Info für die Beschäftigten im Northeimer Krankenhaus, Nummer 1, 1990, S. 3, Eigenverlag
52 Deutsche Angestellten Gewerkschaft (DAG) (Hg.): Arbeitssituation im Pflegedienst, Hamburg 1989

niger belastend empfunden als andere Dienstformen. Nachtdienst wird allgemein als sehr belastend empfunden, mögliche Gründe sind die permanente Ausnahmesituation am Arbeitsplatz sowie die lange Dauer. Die Pausenregelung entspricht häufig nicht den vorgegebenen Grundsätzen. Daneben werden Personalmangel, mangelnder Einfluß bei der Dienstplangestaltung und eine Beeinträchtigung des Privatlebens durch Drei-Schicht-Wechsel als belastend genannt.

Unter der Überschrift 'Schichtdienst', machen Düpmann et al.[53] darauf aufmerksam, daß ein künstlich herbeigeführter Tag- und Nachtrhythmus die Anforderungen an Ruhe und Wachsein unmöglich macht[54]. Aufgrund dieser Tatsache steigen die Pflegefehler, was als zusätzlicher Belastungsfaktor bezeichnet wird.[55] Als zusätzliche Belastung in der Nacht wird die isolierte Arbeitssituation, als gesundheitliche Auswirkungen Magen-Darm-Erkrankungen, Rheuma, Gelenkbeschwerden und Bandscheibenschäden[56] genannt.

In der psychischen Belastung spielt der Umgang mit Schwerkranken und unheilbaren Patienten, sowie der Umgang mit dem Tod die größte Rolle.

Wie die DAG-Studie und Düpmann hat auch Möller in einem Seminar, in welchem Schwestern und Pfleger schildern, wo sie die größten beruflich bedingten Belastungen empfinden, diese nicht auf ihre Veränderungen hin untersucht.[57] Für ihn steht ebenfalls Personalmangel und Zeitdruck an erster Stelle. Zusätzliches Belastungsempfinden wird verspürt, wenn dann auch noch Aushilfspersonal eingearbeitet und beaufsichtigt werden muß.

Hektische Arbeitsweise führt bei vielen Mitarbeitern zur Beeinträchtigung des körperlichen und psychischen Wohlbefindens. Sie berichten über Abgespanntheit, Müdigkeit, Schlaflosigkeit, Kopfschmerzen, Gereiztheit, Aggressivität und Unausgeglichenheit. Diese negativen Empfindungen führen wiederum dazu, daß die Pflegenden Angst haben, in der Pflegearbeit vermehrt Fehler zu machen.

Als Konflikt mit Vorgesetzten wird hier auch der Arzt/Pflegepersonalkonflikt angeführt: Viele Pflegende fühlen sich durch widersprüchliche und unverant-

---

53 Düpmann, H. et al.: Arbeitsbedingungen des Krankenpflegepersonals, in: *Krankenpflege* 39 (1985) 12, S. 438f.
54 Siehe auch vertiefend dazu: Rutenfranz, J. et al.: Schicht- und Nachtarbeit. Probleme – Formen – Empfehlungen, München ²1987
55 Leider war es auf Grund der Literaturlage nicht möglich, die »steigenden Pflegefehler« zu quantifizieren.
56 Als vertiefende Literatur zur »Bandscheibenproblematik« bei Pflegeberufen sei auf folgende Publikation aufmerksam gemacht: Stößel, U. et al.: Zur Belastung und Beanspruchung der Wirbelsäule bei Beschäftigten im Gesundheitsdienst – Ergebnisse einer Literatur-Recherche, Resultate einer Pilotstudie und Konzepte für weitere Forschungsvorhaben, Freiburg 1990
57 Möller, M. et al.: Psychische Probleme in der Krankenpflege, in: *Die Schwester/Der Pfleger* 22 (1983) 11, S. 890-895

wortliche[58] Anweisungen des Arztes gestreßt. Im Arbeitsteam wird das Gegeneinanderarbeiten als belastend empfunden. Im Verhalten gegenüber Patienten sind ethische Probleme im Umgang mit Sterbenden belastend.

Belastungsempfinden

Auch Abt[59], Vischerr[60], Orendi[61], Stößel[62], Heck[63] und andere Autoren kommen in ihrer statischen Sichtweise von Belastungsempfinden zu ähnlichen Ergebnissen. Die Rangfolge der Belastungen variiert, aber es wird nicht ihre Veränderung in der beruflichen Sozialisation beobachtet.

Orendi[64] bezeichnet folgende Faktoren als belastend: Zeitdruck oder -mangel bei wichtigen Tätigkeiten, Spannungen im Team, häufiger Personalwechsel und schwere körperliche Arbeit. Hohe Anforderungen bei den Arbeitsinhalten verbunden mit großer Verantwortung sind im Sinne einer anspruchvollen Arbeit erwünscht. Als Rangfolge der Stressoren benennt die Autorin Widmers Faktoren: Patient und Ethik, Personalkonflikte, Verunsicherung, Arbeitslast, Unselbstständigkeit, Beziehung zu Vorgesetzten und Beziehung zum Arzt.[65]

Abt et al.[66] untersuchen die Gründe, weshalb Pflegepersonal aus dem Beruf geht bzw. den Arbeitsplatz wechselt. In vielen Fällen kann sicherlich davon ausgegangen werden, daß einer Kündigung eine Zeit mit stark empfundener Belastung vorausgeht. Als mögliches Hauptmotiv für einen Arbeitsplatzwechsel wird hier das Arbeitsklima benannt.

Stark empfundene körperliche Belastung wird besonders von Pflegenden auf inneren Stationen und in der Geriatrie erwähnt. Psychische Belastungen werden von der gleichen Pflegegruppe als stark erlebt, während Intensivpflegepersonal

---

58 »(...) unverantwortlich meint hier, daß der Arzt Arbeitsanweisungen an das Pflegepersonal erteilt, die diese vom rechtlichen Standpunkt aus gesehen eigentlich nicht ausführen dürfen.« Die Verweigerung des Personals findet bei den Ärzten dann oft wenig Verständnis.
59 Abt, M. et al.: Zur Fluktuation des Pflegepersonals, in: *Deutsche Krankenpflege-Zeitschrift* 40 (1987) 1, S. 48-50
60 Vischherr, R.: Psychische und soziale Belastungen des Krankenpflegepersonals, in: *Soins infirmiers* 73 (1980) 3, S. 162-165
61 Orendi, B.: Zur Situation des Pflegepersonals in der Schweiz, in: *Das Krankenhaus* 81 (1989) 8, S. 437-441
62 Stößel, U. u.a.: Arbeitsbedingte Belastungen und Erkrankungen bei Krankenhauspersonal, Berlin 1987
63 Heck, H.: Psychische und soziale Belastungen bei Krankenschwestern, in: *Heilberufe* 42 (1990) 3, S. 21f.
64 Orendi, B., a.a.O., S. 437
65 Vgl. Ebd.
66 Abt, M. et al., a.a.O.

sich weniger psychisch belastet sieht. Die Krankenhaushierarchie wird von Berufsanfängern als besonders stark belastend empfunden.[67]
Bezüglich der Beurteilung des Arbeitsklimas und der damit zusammenhängenden Problematik der Kündigung von Mitarbeitern aus dem Pflegebereich bringt eine Untersuchung, die vom Bundesminister für Arbeit und Sozialordnung bei der Prognos-AG in Auftrag gegeben wurde[68], völlig andere Ergebnisse. In dieser Studie wird u.a. der Frage nachgegangen, wie Pflegedienstleitungen bzw. Mitarbeitervertretungen die Berufsaufgabe des Pflegepersonals begründen. Die sehr unterschiedliche Beurteilung der Belastungen von Krankenpflegepersonal durch diese beiden Gruppen, ist ein weiterer Grund für die Autoren, Pflegepersonal selbst zu befragen.

Belastungsmomente

Stößel u.a. präsentieren Ergebnisse als Ausschnitt bisher erfolgter Auswertungen. Demnach werden als subjektive Belastungsmomente organisationsbezogene Belastungen aus Termindruck angegeben, 30 % der Befragten sehen in Infektionsgefahr und Unfallrisiken ein Belastungsmoment, wobei eine deutliche Diskrepanz zwischen Impfbereitschaft und subjektiv empfundener Infektionsgefahr besteht. Psychomentales Belastungsempfinden verspürt Pflegepersonal z.B. durch ständige Aufmerksamkeit. Körperliche Belastungen in Form von Rückenschmerzen werden von 52 % der Beschäftigen und 28 % der Schüler angegeben. Bei dieser Untersuchung ergibt sich, daß die subjektiven Belastungsangaben der Befragten den Angaben von Betriebsmedizinern entsprechen.[69]
Die Autorin Heck[70] hat in ihrer Untersuchung herausgefunden, daß die Belastungen immer dann stärker empfunden werden, wenn die Vorstellung vom künftigen Beruf nicht mit den erlebten Anforderungen übereinstimmen. Auch außerberufliche Probleme, insbesondere bei der Teilnahme am Schichtdienst, führen zum Überlastungsgefühl und korrelieren mit verstärkten psychosomatischen Beschwerden. Besonders belastend wird ein nicht erfülltes Bedürfnis nach Mitsprache und Entscheidungsrecht empfunden, dies gilt vor allem für negativ empfundene Arzt-Schwester-Patient-Beziehungen. Tendenziell ist bei älteren Schwestern eine höhere Arbeitszufriedenheit auszumachen, während viele 25jährige den Beruf nicht wieder ergreifen wollen.

---

67 Vgl. ebd.
68 Prognos AG/Dornier AG: Möglichkeiten für eine menschengerechte Gestaltung der Arbeitsbedingungen im Pflegebereich des Krankenhauses, Köln 1989
69 Vgl.Stößel, U. u.a., a.a.O.
70 Vgl. Heck, H., a.a.O.

Eine Höherqualifizierung bietet keine Garantie für einen höheren Einfluß auf das Stationsgeschehen und führt nicht zu mehr Arbeitszufriedenheit. Die Autorin stellt heraus, daß das Belastungserleben eng mit der persönlichen Bewertung verknüpft ist. Wer aktiv und leistungsfähig ist, ist zufrieden, während die Passivität zu Überlastungsgefühlen führt.

Bausinger[71] präsentiert – im Gegensatz zu anderen Autoren – Untersuchungsergebnisse aus einer qualitativen Untersuchung von Experteninterviews bei zehn Pflegedienstleitungen und Betriebsärzten, Intensivinterviews bei »einer Reihe von Krankenschwestern«[72] sowie einer quantitativen Piloterhebung bei 142 Krankenschwestern. Die Dienstzeit, besonders im 3-Schichten-Wechsel, wird, ebenso wie Nachtarbeit, als sehr belastend empfunden. 4/5 der Krankenschwestern bringen Beschwerden wie Schlafstörungen, häufige Kopfschmerzen, nervöse Unruhezustände, dauernde Müdigkeit mit dem Schichtdienst in Verbindung. Von psychischen Belastungen sind Krankenpflegende aus allen Bereichen betroffen. Bei den mehr als 35jährigen überwiegt die seelische gegenüber der körperlichen Belastung.

Fuchs[73] stellt in seiner Untersuchung zunächst die Arbeitsbelastung des Krankenpflegepersonals einer Universitätsklinik dar. Mit großer Klarheit werden folgende Belastungsfaktoren deutlich: Zeitdruck, Personalknappheit und bestimmte körperliche Anforderungen. Ferner geht der Autor darauf ein, ob in den letzten Jahren eine Veränderung der Arbeit stattgefunden hat. Dies kann durchaus bejaht werden, wobei von einer Abnahme schwerer körperlicher Arbeit die Rede ist, aber die psychische Beanspruchung zugenommen hat. Ob allerdings ein eindeutiger Zusammenhang zwischen Arbeit und körperlichen Beschwerden besteht, ist nur schwer zu entscheiden. »So, wie die Arbeit nämlich auf das familiäre Leben ausstrahlt, beeinflussen beispielsweise familiäre Belastungen die Streßfaktoren am Arbeitsplatz wie auch das gesundheitliche Befinden insgesamt.«[74] Unregelmäßige Schichtfolge führt zu weit mehr Beschwerden, als ein regelmäßiger Rhythmus zur Folge hätte. Die genannten Beschwerden sind teils vegetativer, teils psychischer Art. Pflegekräfte, die sich durch Personalmangel belastet fühlen, klagen häufiger über körperliche, psychische und vegetative Beschwerden. Fuchs interpretiert diese Befunde als mögliche »objektive Bestätigung des subjektiv empfundenen Personalmangels«.[75]

---

71 Bausinger-Arkomanis, S. et al.: Belastungen und Beanspruchungen in der Krankenpflege, in: *Öff.Gesundh.-Wes.* 50 (1988), S. 29-35
72 Ebd., S. 29
73 Fuchs, J.: Arbeitsbedingungen im Krankenhaus – Eine Befragung von Pflegekräften im Göttinger Universitätsklinikum, Diss., Göttingen 1983
74 Ebd., S. 52
75 Ebd.

Frauen geben häufiger Beschwerden an als Männer. Die Ursache für diese Tatsache wird nicht geklärt.

»Spezifische Belastungen durch den Pflegedienst und deren Auswirkungen konnten aus der Sicht von Schwestern und Pflegern eines Großkrankenhauses dargestellt werden. Eine Reihe von Ergebnissen aus neueren Untersuchungen zur Krankenpflege ließen sich durch unsere Befragung bestätigen, wobei allerdings Häufigkeit und Ausmaß der Beanspruchung und ihrer Folgewirkung in unserer Untersuchungen etwas gemäßigter beurteilt wurden und die Arbeitssituation insgesamt nicht so negativ wie in anderen Untersuchungen oder in gewerkschaftlichen und berufsverbandlichen Stellungnahmen erscheint. So werden Belastungen, gleich welcher Art, und gesundheitliche Beeinträchtigungen durch den Dienst dort weit häufiger als bei uns genannt. Dies mag auf die jeweilige Art der Befragung zurückzuführen sein oder aber mit den vergleichsweise besseren Arbeitsbedingungen eines Universitätsklinikums zu tun haben. Trotz aller Kritik erscheint die Personalsitutation hier weniger angespannt (dafür spricht die relativ geringe Überstundenzahl von etwa sechs Std./Monat). Vor allem fehlen die nachweislich schwerwiegenden Beanspruchungen durch häufigen Nachtdienst.«[76]

Diese Aussage erscheint den Autoren dieser Studie fragwürdig. Wenn die geringe Überstundenzahl als Beleg für die relativ gute Personalsituation genannt wird, ohne in der Untersuchung die Schwestern und Pfleger befragt zu haben, wie oft 'Überminuten' nicht notiert werden, weil es nach wie vor 'unschicklich' ist, solche Zeiten aufzuschreiben, müssen die Autoren eine Verzerrung vermuten.

Andere Autoren stellen eine Kausalkette zwischen Belastungen und der Aufteilung von pflegerischen und ärztlichen Tätigkeiten her.

»Auf eine Kausalkette weist das konsequente Antwortverhalten auf den chirurgischen Stationen, besonders den Normalstationen hin. Weitaus mehr Belastungsfaktoren werden hier genannt; über Personalmangel wird heftig geklagt; die Überforderung durch 'berufsfremde' (d.h. ärztliche) Aufgaben ist in der Chirurgie besonders ausgeprägt. Folglich sind die dort beschäftigten Schwestern und Pfleger weit unzufriedener mit ihren Arbeitbedingungen. Auf eine entsprechende Frage unsererseits glauben auch weit weniger Pflegekräfte in der Chirurgie als in der Medizin, den 'Patientenbedürfnissen' gerecht zu werden. Ruft man sich in Erinnerung, daß gerade auf den chirurgischen Stationen 'zuwenig Zeit für Patienten' als Belastungsfaktor genannt wurde, schließt sich der

---

76 Ebd., S. 54

Kreis. Natürlich spiegelt dieses Antwortverhalten auch den besonderen Handlungstypus chirurgischer Abteilungen wider (...).«

»Immer wieder muß daran erinnert werden, daß wir lediglich die subjektiven Bewertungen von Schwestern und Pflegern erfragt haben. Ob beispielsweise die Personalsituation der Chirurgie gegenüber der Inneren Medizin 'tatsächlich' schlechter war, konnten und wollten wir nicht ermitteln. Dies ist an dieser Stelle auch nicht wesentlich. Wenn nämlich die erfahrene Belastung durch Zeitdruck und Personalsituation sich in vermehrten Befindlichkeitsstörungen und in Arbeitsunzufriedenheit niederschlägt, ist dies nicht mehr allein eine subjektive oder Bewußtseinsfrage, sondern wird zu einer 'Tatsache'.«[77]

Belastungsempfinden im Verhältnis zur Dauer der Berufstätigkeit

Aus der großen Untersuchung von Pröll/Streich[78], die bereits von vielen Autoren zitiert worden ist, sollen hier noch einige, bisher nicht erwähnte Aspekte zur Arbeitsbelastung außer dem Faktor 'Überstunden' dargestellt werden.

»Als eindeutige Hauptursache mangelhafter Erholungschancen werden häufige Störungen wegen plötzlichen Arbeitsanfalls genannt.«[79] Davon sind 92 % der Befragten betroffen. Ferner trägt die unzureichende Qualität der Aufenthaltsräume bzw. -gelegenheit zu den mangelhaften Erholungschancen bei.

Die Beeinträchtigung des Privatlebens durch die Arbeitszeitregelung, d.h. das Ausmaß arbeitszeitbedingter Handlungsbeschränkungen wird als belastend empfunden.

Das Betriebsklima wird überwiegend positiv beurteilt, während die Zusammenarbeit mit den Ärzten problematischer erscheint. 40 % der Befragten versprechen sich von der Verbesserung in diesem Bereich eine nachhaltig positive Veränderung ihrer Arbeitssiutation.

Die Belastungsentwicklung in Abhängigkeit von der Berufserfahrung sehen 77 % der Befragten durch eine Zunahme psychischer, 60 % durch ein Anwachsen körperlicher Anforderungen geprägt. In dieser Studie wird ansatzweise eine Verknüpfung von Dauer der Berufstätigkeit und Belastungsempfinden untersucht. Sie wird daher für die Studie der Autoren Vergleichwerte bieten, obwohl sie selbst andere Verläufe postulieren.

---

77 Ebd.
78 Pröll, U., Streich, W.: Arbeitszeit und Arbeitsbedingungen im Krankenhaus, Dortmund 1984
79 Ebd., S.60

Fazit der Literaturanalyse

Zweck der Literaturanalyse ist in erster Linie, den Belastungsbegriff der Autoren bzw. der Untersucher herauszufinden. Viele weitere Autoren nehmen Stellung zu belastenden Gegebenheiten für das Pflegepersonal, zur Persönlichkeit des Pflegepersonals, zum Stellenwert der Pflege usw. Die Gesichtspunkte sind ebenfalls sehr interessant und hilfreich im Hinblick auf eine angemessene Anerkennung des Pflegeberufs und einer Unterstützung der Pflegekräfte in jeder Hinsicht, würden aber den Rahmen dieser Untersuchung sprengen.[80]

Zusammenfassend läßt sich feststellen, daß die verwendeten Belastungsbegriffe nicht genau definiert sind. Genannt werden Belastungsfaktoren, -ursachen und -auswirkungen, sowie Bewältigungsstrategien, die lediglich Rückschlüsse auf empfundene Belastungen zulassen. Bemerkenswert ist die Begriffsvielfalt und das Definitionswirrwarr des 'Belastungsbegriffes'. Ein Vergleich ist deshalb schwierig und nur eingeschränkt möglich.

Die Autoren dieser Studie entschließen sich im Sinne von Lazarus Streßmodell alle Belastungen als Belastungsfaktoren zu definieren, auch wenn andere Forscher zwischen Belastungsmomenten, -bedingungen, -anforderungen, -situationen und ähnlichem mehr unterscheiden.

Einen sehr interessanten und – nach Kenntnisstand der Verfasser – bisher nur wenig thematisierten Aspekt bringt Büssing mit in die Diskussion ein. Büssing untersuchte den Zusammenhang zwischen Tätigkeitsspielräumen und Persönlichkeitsförderungen in der Arbeitstätigkeit bei Pflegenden. Die Ergebnisse belegen, daß Arbeitstätigkeiten so zu gestalten sind, daß ein möglichst geringes Maß an Restriktionen und ein möglichst hohes Maß an Spielräumen für die Arbeitnehmer vorhanden sein sollte.[81]

In den ausführlich dokumentierten Untersuchungen von Herschbach, die allerdings vorwiegend an Mitarbeiterinnen von onkologischen Stationen erhoben wurden, konnte der Autor nachweisen, daß die am meisten belastete Gruppe diejenige ist, die sich aus besonders jungen Krankenschwestern rekrutierte, die

---

80 Vgl. hierzu: Weinert, A.: Die Rolle der Persönlichkeit in Berufswahl und Spezialisierung, aufgezeigt am Beispiel des Krankenpflegeberufs, in: *Die Schwester/Der Pfleger* (1984) 4, S. 289-300; Weinrich, R.: Bedeutung und Stellenwert der Krankenpflege in unserer Gesellschaft, in: *Die Schwester/Der Pfleger* (1984) 1, S. 2-3; Autenrieth, M.: Pflegenotstand – ein Thema für kirchliche Krankenhäuser?, in: *Das Krankenhaus* (1989) 1, S. 1-5; Doris, A.: Das ethische Dilemma in der Krankenpflege, in: *Soins infirmier* (1986) 9, S. 38-42; Doris, A.: Zwei Modelle ethischer Argumentation, in: *Soins infirmier* (1986) 10, S. 81-85
81 Büssing, A., Glaser, J.: Zusammenhänge zwischen Tätigkeitsspielräumen und Persönlichkeitsförderung in der Arbeitstätigkeit, in: *Zeitschrift für Arbeits- und Organisationspsychologie* 35 (1991) 3, S. 122-136

zudem besonders viele Überstunden machten, die geringste tägliche Pausenzeit hatten und besonders viele moribunde Patienten zu betreuen hatten.[82]

2.2 Die verschiedenen Forschungsmethoden

Die systematische Auswertung der vorhandenen Literatur ergibt, daß in Studien zur Erforschung der Belastungen die verschiedensten Forschungsmethoden angewandt und beliebig kombiniert werden. Als ein kurzer Überblick über die Möglichkeiten qualitative Forschung in Interviewform zu betreiben, sollen die folgenden Ausführungen dienen. Wie bereits in der Einleitung zu dieser Arbeit ausgeführt, halten es die Autoren für wichtig, die eigene Auseinandersetzung mit der in der Literatur benutzten Methodik wenigstens ansatzweise darzustellen, um dem Leser die Möglichkeit zu bieten, die Entscheidung der Autoren für eine bestimmte Methode nachvollziehen zu können. Die Auseinandersetzung mit den verschiedenen Forschungsansätzen in der Literatur dient der Entscheidung der Autoren für die Methode der 'Tandem-Interviews'.

Der Begriff des *Experteninterviews*' wird explizit nur bei Alemann[83] erwähnt. Die zu befragende Person stellt ihr Fachwissen als 'Experte' zur Verfügung und wird auch wegen des (vermeintlichen) Fachwissens befragt. Entweder soll der Betreffende rein informativ den zu erfragenden Sachverhalt darstellen, oder aber er wird befragt, damit er – auch auf Grund seines Fachwissens – eine persönliche Wertung abgibt. Allerdings ist dabei nie auszuschließen, daß der Befragte auch Auskünfte gibt, die sich mehr auf seine Person beziehen, als auf den eigentlichen Sachverhalt.

Das '*offene Interview*' wird in der einschlägigen Fachliteratur nicht näher definiert oder erklärt. Es läßt sich vermuten, daß es hier um ein Interview geht, in dem mit 'offenen Fragen' gearbeitet wird, die der zu befragenden Person die Möglichkeit offen läßt, frei und ohne Antwortvorgabe zu antworten[84]. Da das '*strukturierte Interview*' die Fragethemen und Frageanordnung, das 'standardisierte' hingegen die Frageformulierung festlegt[85], ist die oben gewagte Feststellung sicher zutreffend. Nach Alemann ist das 'standardisierte Interview' das »vielseitigste Erhebungsinstrument der Sozialwissenschaften. Durch die Entdeckung, daß man die Antworten auf Fragen nicht immer sozusagen 'wörtlich' nehmen muß, sondern als Indikator für einen theoretischen Begriff auffassen

---

82 Herschbach, P.: Psychische Belastung von Ärzten und Krankenpflegekräften, Weinheim 1991
83 Alemann, H.v.: Der Forschungsprozeß – Eine Einführung in die Praxis der empirischen Sozialforschung, Stuttgart ²1984, S. 192
84 Ebd., S. 217
85 Friedrichs, J.: Methoden der Sozialforschung, Opladen ¹³1980, S. 208

kann, wird das Interview zunehmend auch für theoretische Zwecke brauchbar.«[86]

Gelegentlich wird der Begriff '*unstandardisierten Einzelgespräche*' benutzt, der in der Fachliteratur nicht als terminus technicus benutzt wird. Es handelt sich aber auch hier vermutlich um ein offenes Interview.

In 'Gruppengesprächen' wird nicht eine Person befragt, sondern mehrere Anwesende gleichzeitig, wobei zu beachten ist, daß sich in unkontrollierbarer Weise die Antworten der Befragten gegenseitig beeinflußen können[87]. Recht ausführlich diskutiert Erbslöh[88] die Interviewform der *Gruppengespräche* und weist darauf hin, daß besonders häufig Antworten gegeben werden, die 'sozial' erwünscht sind.

In 'standardisierten Fragebögen' sind die Fragen und die Antwortmöglichkeiten vorgegeben. Diese Methode hat grundsätzlich den Vorteil quantitativ relevante Ergebnisse zu liefern, aber den wesentlichen Nachteil, daß Erkenntnisse, die über die in der jeweiligen Untersuchung gestellte Hypothese hinausgehen, nicht berücksichtigt werden können.

Nach Friedrichs stellt die *Sekundäranalyse* eine Methode dar, die bereits vorhandenes Material (Publikationen, demographisch-statistisches Material) »unabhängig von dem ursprünglichen Zweck und Bezugsrahmen der Datensammlung«[89] auswertet. Die Vor- und Nachteile liegen damit klar auf der Hand: Die Auswertung bereits vorliegenden Materials erspart Zeit und Kosten für Voruntersuchungen, teilweise mag das vorliegende Material sogar die Untersuchung gänzlich ersetzen. Das erhobene Material kann mehrfach benutzt werden; Ergebnisse aus den Untersuchungen können 'kumuliert' werden, d.h. die Datensätze können zusammengelegt werden. Viele andere Vorteile bietet diese Untersuchungsform, die hier nicht weiter diskutiert werden können. Der entscheidende Nachteil dieser Methode ist, daß der Sekundäranalytiker die Qualität des vorgefundenen Materials nicht mehr beeinflußen kann. Bei unkritischem Umgang mit solchem Material kann es durchaus vorkommen, daß die Schlüsse, die im Sinne der Sekundäranalyse erstellt werden, falsch sind.

Die *Literaturanalyse* bietet dem Forscher wie dem interessierten Laien eine Möglichkeit, sich auf Grund der bisherigen Veröffentlichungen zu dem speziellen Thema ein Meinungsbild zu erstellen. Die wesentlichen Argumente, die bei der Sekundäranalyse bereits aufgeführt sind, treffen hier ebenfalls zu.

Die Palette der angewandten Forschungsmethoden ist groß und diese Tatsache stellt den Leser und Forscher vor folgende Probleme:

---

86 Alemann, H.v., a.a.O., S. 216
87 Friedrich, J., a.a.O., S. 215
88 Erbslöh, E.: Interview, Stuttgart 1972, S. 28f.
89 Friedrich, J., a.a.O., S. 353

1. Wie lassen sich die verschiedenen gewonnen Daten miteinander vergleichen?
2. Inwieweit geben die herangezogenen Fachzeitschriftenartikel den genauen Forschungsinhalt (z.b. das Forschungsdesign, den Fragebogen etc.) wieder?

Die Autoren dieser Studie haben bereits darauf hingewiesen, daß verschiedene Terminologien, die teilweise sogar synonym benutzt werden, die Auswertung und den Vergleich der publizierten Daten erschweren. Vollends problematisch wird es, wenn die Orginaluntersuchungen nicht vorliegen, so daß eine ausreichende 'Sekundäranalyse' nicht möglich ist.

Eine solche Sekundäranalyse ist jedoch notwendig zur Konzeption eines neuen Forschungsprojektes auch in Bezug auf in Interviews vorkommende *Suggestivfragen*, denn hier gilt ganz allgemein: »Je informierter der Interviewer ist, um so eher kann er seine Erwartungshaltung so zum Ausdruck bringen, daß er dem Befragten eine Antwort suggeriert, die dieser auch gegeben hätte, wenn die Frage nicht als Suggestivfrage gestellt worden wäre.«[90]

Die gleichen Autoren weisen außerdem darauf hin, daß der Grad der Ausbildung kaum einen Einfluß auf die Häufigkeit von Suggestivfragen hat.[91]

2.3 Konzepte der Streßforschung

Der Versuch, die Literatur über die berufliche Belastung in der Krankenpflege dahingehend zu untersuchen, welche Kriterien zur Bestimmung von Belastung angewandt werden, um eine vergleichbare Grundlage zur eigenen Untersuchung zu erhalten, erweist sich als ein verwirrendes Abenteuer und endet mit der Erkenntnis, daß eine vertiefende Beschäftigung mit den theoretischen Grundlagen der Streßforschung unumgänglich ist.

Die von den Autoren auch hinsichtlich ihrer Methodik untersuchten und in ihren Ergebnissen gesondert vorgestellten Studien beinhalten eine Vielzahl von Belastungsbegriffen und einen bedauerlichen Mangel an Begründungen, warum sie diesen oder jenen Begriff wählen.[92] Wenn eine wissenschaftliche Grundlage explizit herangezogen wurde, finden sie überwiegend das transaktionale psychologische Streßkonzept im Sinne von Lazarus & Launier.

---

90 Richardson, S.A. et al.: Die »Suggestivfrage«. Erwartungen und Unterstellungen im Interview, in: Hopf, C., Weingarten, E. (Hg.): Qualitative Sozialforschung, Stuttgart ²1984, S. 207
91 Ebd., S. 218
92 Siehe Lit. Kap.2.1 und 2.2

Recherche in der Literatur der Streßforschung

Die Autoren möchten ihren Ausführungen ein Zitat voranstellen: »Die Verarbeitung der immensen Literatur stellt für die Streßforscher selbst vielfach 'Streß' dar«[93].

Arbeiten zum Streßproblem sind in verschiedenen Wissenschaften zu finden und die jeweiligen Literaturlisten sind entmutigend lang. Nitsch[94] spricht in seinem Vorwort von ca. 500 Beiträgen, die jährlich hinzukommen, wohingegen »beispielsweise in den 'Psychological Abstracts' in den Jahren 1936-1940 noch kein einschlägiger Eintrag zu finden ist, (...)«. Je nach Schwerpunkt der Verfasser finden sich auch unzählige, dem Begriff 'Streß' gleichzusetzende Begriffe, die von anderen wieder ausgeschlossen werden oder denen sogar ein eigenes Forschungsfeld eingeräumt wird. Zusätzlich hat heute jeder 'Streß', es ist ein ganz normaler Alltagsbegriff geworden. Natürlich haben auch die Autoren eine genaue Vorstellung von Streß; aber jeder seine individuelle!

Ausgehend von den Arbeiten, die sich mit Belastung oder Streß in der Krankenpflege auseinandersetzen und entsprechende Quellenangaben aufweisen, haben sich die Autoren allmählich einen Überblick über die Strukturen in der Streßforschung verschafft und durch weitere Literatur den Streßbegriff verfestigt. Dadurch haben sie eine Arbeitsgrundlage zur Bestimmung von Auswertungskriterien zur Erfassung der Belastungen, die Pflegepersonal in der beruflichen Sozialisation erlebt.

Häufig wird der Begriff »Streß« synonym mit dem Begriff »Belastung« gleichgesetzt. »Es ist schwierig, dieses alltagssprachliche 'Modewort' mit 'schillernder' Bedeutung (...) wissenschaftlich eindeutig zu definieren. Die Folgen sind Auseinandersetzungen zwischen Wissenschaftlern über eine breite oder enge Definition, über physiologische oder psychologische Theorien, über positive oder negative Streßkonzepte, über stimulus- oder reaktionsorientierte Ansätze und über angemessene und unangemessene Meßmethoden. Diese Grundsatzdebatte wurde aber nicht nur durch die schillernde Bedeutung des Streßbegriffes sondern auch durch die Interdisziplinarität des Gegenstandes hervorgerufen und durch die wissenschaftliche Konkurrenz zwischen Psychologen, Medizinern und Ingenieuren.

Ähnliche Probleme durch mehrdeutige alltagssprachliche Bedeutungen gab es beim Begriff 'Belastung' und seinem Komplement 'Beanspruchung'. (...) Alltagssprachlich liegt die Bedeutung dieser Begriffe entweder auf dem belastenden Vorgang oder Zustand. Diese Zweideutigkeit findet sich auch in der

---

93 Udris, I., Frese, M.: Belastung, Streß, Beanspruchung und ihre Folgen, in: Frey, D., Graf Hoyos, C. & Stahlberg, D.(Hg.): Angewandte Psychologie – Ein Lehrbuch, München 1988, S. 442
94 Nitsch, J.R. (Hg): Streß, Theorien, Untersuchungen, Maßnahmen, Bern 1981, S. 17, 18

wissenschaftlichen Verwendung der Begriffe, wenn unter diese Begriffe sowohl das Befinden und Verhalten, als auch die situativen Auslöser des Befindenszustandes oder Verhalten fallen können.«[95]

Das Streßmodell von Selye

Der Medizinwissenschaftler Hans Selye (1907-1982) widmete seine gesamte Forschungstätigkeit dem Streßgeschehen. 1936 beschreibt er eine Reihe gleichzeitig auftretender Organveränderungen als Folge unterschiedlichster Einwirkungen auf den menschlichen Körper. In Tierversuchen weist er nach, daß diese Reihe von Organveränderungen unabhängig von der Art der Einwirkung ein stereotypes Reaktionsmuster zeigen und beschreibt diese in einer ersten Veröffentlichung als »ein durch verschiedene schädliche Ursachen hervorgerufenes Syndrom«.[96] Er entwickelt darauf aufbauend ein Streßkonzept, das der Grundstein der Streßforschung überhaupt wird. Doch konnte sich schon Selye auf wissenschaftliche Erkenntnisse stützen, wenngleich diese noch nicht dem Streß zugeordnet waren. Ebenso hat er den Begriff Streß nicht erfunden, sondern dem gebräuchlichen Wortschatz entnommen und seit 1950 eindeutig zugeordnet.[97]

Das von ihm beschriebene Reaktionsmuster besteht aus drei aufeinanderfolgenden Phasen (das allgemeine Anpassungssyndrom)[98]:
A. Alarmreaktion
B. Stadium des Widerstandes
C. Stadium der Erschöpfung

Das erste Stadium – die Alarmreaktion – ist gekennzeichnet durch drei charakteristische Merkmale:
1. Vergrößerung und übermäßige Tätigkeit der Nebennierenrinde
2. Atrophie der Thymusdrüse und der Lymphknoten
3. Auftreten von Magen- und Darmgeschwüren

Diese drei morphologischen Merkmale, Streßtrias oder Streßtriade genannt, entstehen infolge der massiven Anstrengung des Körpers, seine Widerstandsfähigkeit zu steigern und sich somit der alarmierenden Einwirkung solange anzupassen, bis sie aufgehört hat oder die Widerstandskraft des Körpers zusammenbricht; es folgt das Stadium der Erschöpfung zwecks Auffüllung der verausgabten Kraftreserven. Die Streßtriade verschwindet während des Stadiums des Widerstandes wieder.

---

95 Greif, S.: Streß in der Arbeit – Einführung und Grundbegriffe, in: Greif, S., Bamberg, E., Semmer, N. (Hg.): Psychischer Streß am Arbeitsplatz, Göttingen 1991, S. 3-7
96 Selye, H.: Stress, München ²1988
97 Vgl. Nitsch, J.R., a.a.O.
98 Vgl. Selye, H., a.a.O., S. 70ff.

Das allgemeine Anpassungssyndrom ist eine Reaktion auf Einwirkungen jeder Art, also unspezifisch. Demgemäß definiert er Streß: »Streß ist die unspezifische Reaktion des Körpers auf jede Anforderung, die an ihn gestellt wird.«[99] Jeder Faktor, der Streß erzeugt, wird als Stressor bezeichnet. Seyle identifiziert Streß als einen lebensnotwendigen biologischen Vorgang durch den ein Lebewesen überhaupt nur imstande ist, Anforderungen zu bewältigen, der also Leben und Überleben ermöglicht.

Neben der unspezifischen Reaktion gibt es seiner Erkenntnis nach auch spezifische Reaktionen, die durch Faktoren im Individuum selbst oder durch äußere Einflüsse bestimmt werden. Daraus ergibt sich eine Vielfalt der Reaktionen, wobei es Selye primär um die Zusammenhänge von Physiologie und Pathologie geht und er dadurch große Erkenntnisfortschritte initiiert. Später bezieht er auch psychische Reize wesentlich stärker in sein Konzept ein und stellte unspezifische Verhaltensweisen zur Streßbewältigung[100] neben die unspezifische Reaktionen. Die Art und Stärke der körperlichen und psychischen Wirkung des Reizes hängt von der Intensität der Anforderung ab, die an die Anpassungsfähigkeit des Individuums gestellt wird. Der unangenehm empfundene Streß, er nennt ihn Distress, ist das eigentliche Ziel der Streßforschung, denn ihn gilt es wegen der schädlichen Wirkung zu minimieren.

Das Streßkonzept von Selye bildet die Basis der heutigen weitverzweigten Streßforschung. Er selbst hat es immer weiterentwickelt, sich Gesichtspunkten anderer Fachdisziplinen wie Psychologie, Soziologie geöffnet, dennoch gilt es primär als ein biologisches Konzept. Seine grundlegende, richtungsweisende Auffassung verdient unsere ausführlichere Darstellung zum Verständnis des Streßgeschehens.[101]

Stand der Steßforschung heute

Je nach Betrachtungsschwerpunkt der Streßforscher unterscheiden sich die Definitionen von Streß. So sagt Schwarzer, der sich den Ursachen und der Bewältigung von Angst und Hilflosigkeit widmet: »Heute meinen wir mit Streß die prozeßhafte wechselseitige Person-Umwelt-Auseinandersetzung (...). Demnach müssen die eigenen Fertigkeiten und Fähigkeiten, mit denen man sich normalerweise die Umwelt verfügbar macht, von irgendwelchen Anforderungen übertroffen oder zumindest in Frage gestellt werden.«[102]

---

99 Ebd., S. 58
100 Nitsch, J.R., a.a.O., S. 54: »nonspecific behavioral coping mechanisms«
101 Siehe auch Greif, S., a.a.O., S. 8
102 Schwarzer, R.: Streß, Angst und Hilflosigkeit, Stuttgart ²1987

McGrath beschäftigt sich mit Streß und Verhalten in Organisationen, worauf die Verwendung der Begriffe 'Kosten' und 'Nutzen' hinweist. Er definiert Streß so: »Streß beinhaltet eine Interaktion von Person und Umwelt (...) demnach ergibt sich potentieller Streß, wenn in einer Umweltsituation eine Anforderung wahrgenommen wird, die die zu ihrer Bewältigung erforderlichen Fähigkeiten und Kräfte zu übersteigen droht, und dies unter Bedingungen geschieht, in denen die Person einen wesentlichen Unterschied hinsichtlich Nutzen und Kosten bei Bewältigung der Anforderung gegenüber der Nichtbewältigung erwartet.«[103]

Während Nitsch sich in seiner Abhandlung zur Gegenstandsbestimmung der Streßforschung um eine ganz umfassende Definition bemüht: »In allgemeinster Sicht – und wenigstens hierin besteht weitgehende Übereinstimmung – hat Streß etwas mit der Anpassung von Lebewesen an ihre jeweilige Umwelt zu tun: Streß ist mit Situationen verbunden, in denen sich ein Anpassungsproblem stellt, man also einen erreichten, aber gefährdeten Anpassungszustand verteidigen, sich an neue oder veränderte Umweltgegebenheiten anpassen, gegen Widerstände sein eigenes Leben gestalten muß.«[104]

Diese vorangestellten Zitate mögen die Erweiterung des Streßbegriffs verdeutlichen. Im Gegensatz zu Selye's unspezifischen Reaktionen, die er als Streß bezeichnet und damit das auf alle Einwirkungen und Anforderungen einsetzende physiologische Schema in den Vordergrund stellt, sind eher Selye's spezifische Reaktionen die Grundlage der heutigen Streßforschung und deren Definition von Streß geworden.

Werden diese Zitate als Definitionsversuch aufgefaßt, ist schnell zu erkennen, daß der heutige Streßbegriff nicht mehr mit einem allgemeingültigen Schema festgelegt werden kann. Er beinhaltet drei Bereiche: Person, Umwelt, Bewältigung. Je nach Standort der Forschung rückt der eine oder der andere der Bereiche in den Vordergrund, woraus sich vielfältige 'Ansichten' ergeben. Die logische Konsequenz daraus sind Konzepte und Modellvorstellungen statt einer einzigen, allgemeingültigen Streß-Definition.

Die Prüfung der Konzepte hinsichtlich ihrer Anwendbarkeit in Bezug zur Fragestellung dieser Studie wird durch die uneinheitliche Begriffsverwendung erschwert, wobei die deutsch- und englischsprachigen Arbeiten zusätzlich Unterschiede aufweisen. Udris/Freese haben einige deutsche und englische Belastungs- und Streßbegriffe aufgelistet, die nach ihrer Erkenntnis synonym angewendet werden. Als Streßursachen werden benannt: Belastung, Belastungsfaktor, Load, Stressor, Streßfaktor. Als Streßfolge benennen sie folgende Begriffe: Beanspruchung, Fehlbeanspruchung, Beanspruchungsfolge, Streß, Streß-

---

[103] McGrath, J.E.: Streß und Verhalten in Organisationen, in: Nitsch, J.R. (Hg.), a.a.O., S. 442
[104] Nitsch, J. R.: Zur Gegenstandbestimmung der Streßforschung, in: ders.: a.a.O., S. 40

reaktion und Strain.[105] Ursachen sind die umweltbedingten Einwirkungen, Streßfolgen die intrapersonalen Vorgänge.

Das transaktionale Konzept nach Lazarus

Anders als Selye wenden sich Lazarus & Launier den psychischen und kognitiven Vorgängen im Zusammenhang mit Streß zu und entwickeln ihr transaktionales Modell. Während Selye Streß als die Reaktion auf jedwede Einwirkung bezeichnet und diese Auffassung noch besonders in der Medizin und Biologie geläufig ist, wird in der Psychologie und Soziologie als Streß eher der auslösende Reiz, der eine Störungsreaktion verursacht, bezeichnet. So wird er auch umgangssprachlich benutzt.

Im Unterschied zu Selye werden nach Lazarus die subjektive Bewertung der Situation, die Kontrolle über die Situation und die Bewältigungsmöglichkeiten durch die handelnde Person in den Vordergrund gestellt. Lazarus unterscheidet:
– die subjektive Bewertung der Situation,
– die Kontrolle über die Situation sowie
– die Streßbewältigungskompetenz.

Für Lazarus & Launier ist es unlogisch, Reiz oder Reaktion voneinander zu trennen. Denn bei der Erforschung von Streß entweder als Reiz oder als Reaktion wird entweder die Reaktion oder der Reiz vernachlässigt, obwohl das eine ohne das andere nicht betrachtet werden kann. Es ist nur dann sinnvoll, Streßreize anzunehmen, wenn Streßreaktionen vorhanden sind, wie umgekehrt die Betrachtung einer Streßreaktion nur im Zusammenhang mit dem auslösenden Reiz sinnvoll ist.»Kurz, Streß beinhaltet notwendigerweise beide Komponenten, einen Reiz und eine Reaktion in wechselseitiger Beziehung zueinander.«[106]

Ein gleiches Ereignis löst bei verschiedenen Menschen sehr unterschiedliche Reaktionen aus hinsichtlich der Qualität, Intensität und Dauer. Die Unterschiedlichkeit ist von persönlichkeitseigenen Faktoren abhängig wie Erfahrungen, Neigungen, Vorstellungen. Jedes Ereignis wird in Mitwirkung dieser Faktoren individuell geprüft und bewertet hinsichtlich der erforderlichen Reaktion.

Stehen keine notwendigen oder hinreichenden Reaktionen zur Verfügung und bedarf es eines gewissen Aufwands, Fähigkeiten zu mobilisieren, so wird das Ereignis als Streß bewertet. Die Reaktion auf das Ereignis findet in dem Fall nicht mehr unmittelbar sondern nach der Mobilisierung der Fähigkeiten statt, es hat eine Transaktion stattgefunden.

---

105 Vgl. Udris, I., Freese, M., a.a.O., S. 428
106 Lazarus, R.S. & Launier, R.: Streßbezogene Transaktionen zwischen Person und Umwelt, in: Nitsch, J.R., a.a.O., S. 222

Lazarus et al. beschreiben ihren Streßbegriff: es ist »mit dem Begriff Streß jedes Ereignis gemeint (...), in dem äußere und innere Anforderungen (oder beide) die Anpassungsfähigkeit des Individuums, eines sozialen Systems oder eines organischen Systems beanspruchen oder übersteigen, (...).«[107]
Die individuelle Bewertung bestimmt den Streß und die notwendigen Reaktionen, indem sie die Anforderungen daraufhin prüft, ob negative Konsequenzen zu befürchten sind, falls die mobilisierten Fähigkeiten fehlschlagen. Je nachdem, ob der Streß als eine Bedrohung, ein Verlust oder eine Herausforderung bewertet wird, wird eine Handlungsstrategie unter Berücksichtigung der aktivierbaren Fähigkeiten entworfen. Die Handlung wird durchgeführt und anschließend auf Erfolg oder Mißerfolg geprüft sowie auf die Bedeutung für die Zukunft. Es findet eine Neubewertung statt.

Die Elemente des transaktionalen Konzepts lassen sich wie folgt zusammenfassen:
– Erst die individuelle Bewertung bestimmt Streß, und zwar wenn ein Ereignis als Verlust, Bedrohung oder Herausforderung bewertet wird
– Bewältigungsstrategien werden ausgewählt nach Einschätzung der erforderlichen Reaktion und der mobilisierbaren Fähigkeiten
– nach einer ausgeführten Bewältigungsstrategie hat eine Veränderung stattgefunden, entweder der Situation oder des Individuums
– nach der ausgeführten Bewältigungstrategie folgt eine 'Neubewertung' der Situation nach Erfolg oder Mißerfolg.[108]

Das dargestellte Konzept nach Lazarus & Launier ist wissenschaftlich allerdings enorm schwierig zu untersuchen: »Diese qualitativ verschiedenartigen Zusammenhänge und Auswirkungen der Transaktion zwischen handelndem Individuum und Umgebungsanforderungen (...) erweitern die Komplexität und Dynamik des Modells methodologisch allerdings so grundlegend, daß die Gültigkeit des Modells kaum noch durch eindeutige, theoretisch abgeleitete Prognosen oder empirische Untersuchungen vollständig erfaßt und getestet werden kann.«[109] Folgerichtig wird daher empfohlen, das Konzept auf eine einfacheres Modell zu reduzieren.[110]

Diese methodologischen Überlegungen zeigen, wie schwierig nicht nur die begriffliche Umschreibung des Phänomens »Streß« ist, sondern machen darüber hinaus deutlich, daß es kaum gelingen dürfte, zwischen den verschiedenen Definitionen und Ansätzen in der umgangssprachlichen Benutzung des Wortes

---

107 Ebd., S. 226
108 Vgl. auch Udris, I., Frese, M., a.a.O.
109 Greif, S., a.a.O., S. 10ff.
110 Ebd.

»Streß« zu unterscheiden. Die Untersucher dieser Studie gingen – trotz der genannten Probleme – vom transaktionalen Konzept als Arbeitsgrundlage aus.

Das transaktionale Konzept als Arbeitsgrundlage

Die Definition von Streß im Sinne des transaktionalen Konzepts als Betrachtungsgrundlage zu wählen, bietet für die geplante Studie entscheidende Vorzüge. So betonen Lazarus & Launier, daß eine Betrachtung von Streß erst nach der abgeschlossenen Bewältigung der Anforderung stattfinden kann.[111] Diese Auffassung entspricht dem Vorhaben, retrospektive Befragungen durchzuführen.

Streß und Streßbewältigung stellen sowohl in sich ein prozessuales Geschehen dar, als sie auch durch die jeweils stattgefundene Veränderung Bestandteil eines Prozesses sind. Die Autoren gehen von der Annahme eines intraindividuellen Prozesses im Verlauf der Berufstätigkeit aus.

Zum anderen kann die Bewertung von Ereignissen nur von dem betroffenen Individuum selbst vorgenommen werden. Daraus ergibt sich für diese Studie, daß jedes Ereignis, das von den Befragten retrospektiv als belastend[112] bezeichnet wird, als Streß im Sinne des transaktionalen Konzepts gilt und entsprechend von den Autoren ausgewertet wird.

2.4 Versuch einer Definition des Begriffes 'Arbeitszufriedenheit'

Der Begriff der *Arbeitszufriedenheit* teilt eine Schwierigkeit mit vielen anderen Begriffen der Sozialforschung, da der Begriff je nach Konzept als eine typische situationsabhängige Variable oder als ein konstantes *Persönlichkeitsmerkmal* verstanden wird[113], wobei zwischen diesen Extremen eine Vielzahl von Mischformen denkbar ist.

In der Organisationspsychologie wird über den Begriff der Arbeitszufriedenheit heftig diskutiert.[114] Auch aus der Sicht der Unternehmensleitungen (großer Konzerne) sind zunehmend Bemühungen um eine Humanisierung der Arbeit zu beobachten und das »Humanziel Arbeitszufriedenheit« als selbständiges Unternehmensziel neben dem ökonomischen Ziel wird immer mehr propagiert.[115]

---

111 Vgl. Lazarus, R.S. & Launier, R.: Streß und Streßbewältigung – ein Paradigma, in: Filipp, S.-H.: Kritische Lebensereignisse, München 1981, S. 203

112 Vgl. auch die aufgelisteten Belastungsbegriffe.

113 Vgl. Widmer, W.: Streß, Streßbewältigung und Arbeitszufriedenheit beim Krankenpflegepersonal, Aarau 1990

114 Fischer, L. (Hg.): Arbeitszufriedenheit. Beiträge zur Organisationspsychologie, Band 5, Stuttgart 1991

115 Fischer, L.: Arbeitszufriedenheit – Forschungsbeispiele und -perspektiven, in: ders., a.a.O., S. 1ff.

Dennoch ist Arbeitszufriedenheit sicher der wichtigste, aber auch umstrittenste Faktor der *Arbeitsmotivation*. So glaubt man zu Beginn des Jahrhunderts, daß der Mensch vor allem um des Geldes Willen arbeite und eine evtl. Unzufriedenheit sich durch Geld kompensieren lassen[116].

Bald weicht man von dieser These ab und die sogenannte '*human-relation-Bewegung*' stellt eine neue These auf, nach der die bei der Arbeit entstehenden 'sozialen Kontakte' als wichtigste Determinante der Arbeitszufriedenheit anzusehen seien. Auch die Motivationstheorie von Maslow übt einen großen Einfluß auf die späteren Definitionsversuche aus.

»Der eigentliche Boom der spezifisch organisationspsychologischen Forschung setzte (...) in den 50er Jahren im Zusammenhang mit den Untersuchungen zum 'Human-Relations-Konzept' ein. Grundlegende Vorstellung dieser Analysen war die Annahme, daß durch eine Steigerung der Arbeitszufriedenheit letztlich auch die betriebliche Produktivität erhöht werden könne. Zufriedene Arbeiter sollten eine höhere Leistungsbereitschaft, ein geringeres Interesse an freiwilliger Kündigung und geringere Abwesenheitsquoten aufweisen. Das Konzept der Arbeitszufriedenheit hatte also in diesem Forschungsrahmen die Mittelfunktion, das zentrale ökonomische Betriebsziel der Gewinnerzielung zu unterstützen.«[117]

Bei der *Zweifaktorentheorie* (auch *Motivator-Hygiene-Theorie* genannt) von Herzberg bestimmen[118,119] sogenannte *Kontentfaktoren* (z.B. Tätigkeit, Leistung, u.a.) die *Zufriedenheit* und *Kontextfaktoren* (z.B. Bezahlung, Arbeitsbedingungen) die *Unzufriedenheit*. Inwieweit dieses Konzept[120] zutrifft, scheint strittig zu sein. Widmer[121] und Elkeles[122] sehen dieses Konzept als nicht belegt an, während Kathelöhn[123] zu einem anderen Schluß kommt. Das Herzberg-Mo-

---

116 Vgl. Bruggemann, A., Groskurth, P., Ulich, E.: Arbeitszufriedenheit, Bern 1975
117 Fischer, L.: Arbeitszufriedenheit ..., a.a.O., S. 3
118 Vgl. Herzberg, F., Mausner, B.M., Snyderman, B.B.: The motivation to work, New York 1959
119 Vgl. Herzberg, F.: Work and the nature of man, Cleveland 1966
120 Definition »Konzept« (n. S. Käppeli: Was ist ein Konzept?, in: *Krankenpflege/Soins infirmiers* 79 (1986) 10, S. 74): Ein Konzept ist die Verallgemeinerung eines Phänomens oder verschiedener ähnlicher Phänomene. Es ist eine abstrakte Bezeichnung für etwas Konkretes, mit den Sinnen Wahrnehmbares. Konzepte werden auch bezeichnet als Ideen beobachtbarer Fakten oder Ergeignisse.
121 Widmer, W., a.a.O., S. 58
122 Elkeles, Th.: Arbeitsorganisation in der Krankenpflege – Zur Kritik der Funktionspflege, Köln 1988, S. 128
123 Käthelhöhn, J.E.: Untersuchung zur Arbeitszufriedenheit und Motivation im Krankenhausbetrieb, Bd. 6 der Reihe Dokumentation Arbeitswissenschaft, Köln 1981

dell hat sich, in einer Modifizierung von Rühl[124] für den Klinikbereich bestätigt, da gezeigt werden kann, daß der zwischenmenschliche Bereich als Motivator wirkt. Ebenso beschreibt Kaul-Hecker Zusammenhänge zwischen 'Arbeitszufriedenheit' und bestimmten Persönlichkeitsmerkmalen, sowie der Arbeitsplatzsituation (Vorgesetztenverhalten, Struktur des Arbeitsteams)[125].

In der Diskussion wird der Zweifaktorentheorie bald die Theorie der Eindimensionalität gegenüber gestellt. Gemäß der Theorie der *Eindimensionalität* versteht man unter der *Arbeitszufriedenheit* eine Bewertung, die sich aus einem Vergleich zwischem den *Anspruchsniveau* einerseits und dem Angemessenheits- oder Gerechtigkeitsniveau andererseits ergibt[126]. Als neue Richtgröße kommt bei dieser Definition die Orientierung an den gesellschaftlich gegebenen Verhältnissen hinzu, d.h. die Arbeitszufriedenheit ist dann erreicht, wenn sich der Arbeitnehmer gerecht behandelt und entlohnt sieht. Die Bezugsgröße der Gerechtigkeit ist dabei ein anderer Arbeitnehmer im gleichen Alter, mit gleicher Bildung und Tätigkeit. Ungerechtigkeiten haben, so formuliert Widmer, »den Charakter von kognitiven Dissonanzen, (sie) werden als Unzufriedenheit wahrgenommen und drängen auf Ausgleich (instrumentell, d.h. durch Lohnverhandlungen etc. bzw. palliativ, d.h. durch Wechsel der Bezugsgruppe)«[127].

Erstaunlich ist, daß – egal bei wem eine Untersuchung zu der Frage der *Arbeitszufriedenheit* durchgeführt wurde – immer 75-80 % Zufriedene zu finden sind.[128] Auch in der Krankenpflege läßt sich der hohe Prozentsatz der Zufriedenen bestätigen. Rund 3/4 der Befragten (n = 545) zeigten sich mit ihrer beruflichen Tätigkeit zufrieden.[129]

»Dieses Ergebnis widerspricht dem Augenschein und den Erwartungen vieler Forscher. (...) (Es stellt sich die Frage), ob das Meßinstrument ungenügend (sei), (oder) der Forscher ideologisch voreingenommen sei (...) oder ob intervenierende Variablen berücksichtigt werden müßten.«[130] Die meßtheoretischen Probleme, die mit der Messung der »Arbeitszufriedenheit« diskutiert werden, können hier nicht weiter dargestellt werden.[131]

---

124 Rühl, G.: Untersuchungen zur Struktur der Arbeitszufriedenheit (AZ), in: *Zeitschrift für Arbeitswissenschaft* 32 (4 NF) (1978) 3, S. 140-160
125 Kaul-Hecker, U.: Arbeitsbedingungen und Arbeitszufriedenehit von Pflegekräften und Ärzten, Diss., Hannover 1983
126 Homan, zit. nach Widmer, W., a.a.O., S. 58
127 Widmer, W., a.a.O., S. 59
128 Neuberger, O.: Theorien der Arbeitszufriedenheit, Stuttgart 1974, S. 156
129 Mittelbach, E.: Arbeitszufriedenheit, in: *Österreich. Krankenpflegezeitschrift* v. 13.6.1991, S. 72ff. (Sondernummer)
130 Widmer,W., a.a.O., S. 59
131 Siehe ausführlich dazu: Fischer, L. (Hg.): Arbeitszufriedenheit, a.a.O.

Es hat sich allerdings in den letzten Jahren herausgestellt, daß das *Anspruchsniveau* von größter Bedeutung deshalb ist, weil die betreffende Person selbst bei noch so unangenehmer Arbeit zufrieden zu sein scheint, wenn sie das Anspruchsniveau entsprechend tief angesetzt hat.»Umgekehrt können Arbeit und Umfeld noch so attraktiv, herausfordernd und lohnend sein, wenn das Anspruchsniveau hoch ist, mag diese Person nicht sonderlich zufrieden sein.«[132]

Wiswede[133] unterscheidet vier Dimensionen des Anspruchsniveaus:

1. das *Erfahrungsniveau* (damit sind vor allem persönliche Lernprozesse und Sozialisationsergebnisse subsumiert)
2. das soziale *Vergleichsniveau* (dieses entspricht dem Angemessenheits- oder Gerechtigkeitsniveau)
3. das Vergleichsniveau für Alternativen (sind angemessene Alternativen vorhanden?)
4. das *Adaptationsniveau* (hat sich der Arbeitnehmer an die Situation oder an ein Ereignis gewöhnt?)

Entspricht die Realität des Betroffenen nicht einem der vier Dimensionen des Anspruchsniveaus, kommt es zu Spannungen, die die meisten Menschen nicht über längere Zeit aushalten: Sie senken das Anspruchniveau dann, wenn die Anpassung an die Realität nicht gelingt. Interessanterweise geschieht die Senkung des Anspruchniveaus häufiger durch den 'Wechsel der Bezugsgruppen', in dem z.B. der Vergleich der eigenen Situation mit der Situation der 'Arbeitslosen' für eine 'innere Befriedigung' herhalten muß, denn – so postuliert Widmer – in einer Leistungsgesellschaft gilt Unzufriedenheit als Eingeständnis persönlichen Versagens[134]. Der Betroffene tabuisiert die Unzufriedenheit[135]. Diese Interpretation des »beweglichen Anspruchniveaus«[136] mag begründen, warum ein so hoher Prozentsatz Zufriedener gefunden wird.

Eine weitere Interpretation, nämlich die These von der 'doppelten Entfremdung' soll hier kurz skizziert werden:»Der Arbeitnehmer ist nicht nur im marxistischen Sinne der Arbeit entfremdet, sondern er ist sich dieser Entfremdung gar nicht bewußt, er betrachtet sie als das Normale und ist deshalb zufrieden.«[137]

---

[132] Widmer,W., a.a.O.
[133] Vgl. Wiswede, G.: Motivation und Arbeitsverhalten, München 1980
[134] Oergerli, zit. nach: Widmer, W., a.a.O., S. 60
[135] Vgl. Bruggemann et al., a.a.O.
[136] Widmer, W., a.a.O., S. 61
[137] Wiswede, G., a.a.O., S. 113

Dem Problem des 'beweglichen Anspruchsniveaus' liegen nach Bruggemann et al. drei Prozesse zu Grunde, die für die verschiedenen Ausprägungsformen der Arbeitszufriedenheit anzunehmen sind[138]:
1. Befriedigung bzw. Nicht-Befriedigung der Bedürfnisse und Erwartungen zu einem gegebenen Zeitpunkt.
2. Erhöhung, Aufrechterhaltung oder Senkung des Anspruchsniveaus als Folge von Befriedigung oder Nicht-Befriedigung.
3. Problemlösung, Problemfixierung, Problemverdrängung im Falle der Nicht-Befriedigung.

Verschiedene Arbeiten haben dieses Modell im wesentlichen bestätigt, wenngleich verschieden konzeptuelle, begriffliche und methodische Kritiken geäußert wurden[139].

Der 'Messung der *Arbeitszufriedenheit*' wird gehäuft Aufmerksamkeit geschenkt, wobei diese »auf die Bereiche Arbeitsplatz, Arbeitstätigkeit und ihre Bedingungen sowie auf die Organisation bzw. den Betrieb eingeschränkt (wird). *Arbeitszufriedenheit* und andere Aspekte von Zufriedenheit werden dementsprechend als separate Themen behandelt, wie beispielsweise die häufigen statistischen Zusammenhangsanalysen zur Arbeits- und Lebenszufriedenheit zeigen. Diese Abtrennung von Arbeit und außerberuflichem Lebensbereich, wie sie in der Arbeits- und Organisationspsychologie immer wieder anzutreffen ist, ist in aller Regel weder objektiv noch aus der Sicht der Arbeitnehmer zu begründen«.[140]

Die Kritik an den bisherigen Untersuchungen zur Messung der Arbeitszufriedenheit findet ihre Begründung in der Tatsache, daß sich *Arbeitszeit* und *Freizeit* nicht voneinander trennen lassen. Die Arbeitszeit wird immer kürzer, die Freizeit entsprechend länger. Die verkürzte Arbeitszeit bedingt eine Intensivierung der Arbeit sowohl hinsichtlich der qualitativen Veränderungen, als auch der psychomentalen Belastung[141]. Der erste, der auf die Probleme hinsichtlich der Füllung der sich ständig vergrößernden Freizeit hingewiesen hat, dürfte Postmann sein[142], aber auch Büssing wirft die Frage auf, »ob die nominale Verlängerung in jedem Falle eine effektive 'Verlängerung' der Freizeit bedeutet.«[143]

---

138 Bruggemann et al., a.a.O., S. 123f.
139 Vgl. Übersicht bei Büssing, A.: Arbeitszufriedenheit und das Verhältnis von Arbeit und Freizeit, in: *Report Psychologie* 15 (1990), Juli, S. 18f.
140 Büssing, A., a.a.O., S. 18
141 Vgl. ebd.
142 Postman, N.: Wir amüsieren uns zu Tode, Frankfurt/M. ³1985
143 Büssing, A., a.a.O., S. 19

Weiterhin wird in der neueren Literatur darauf verwiesen, daß eine '*Entstandardisierung* der *Erwerbsarbeit*'[144] festgestellt wurde, »die mit einer zunehmenden Individualisierung von Lebenslagen und Biographiemustern verbunden sein und zu individuellen Versuchen der Anpassung zwischen den Lebensbereichen der Arbeit und Freizeit führen soll, welche von den herkömmlichen Mustern abweichen sollen. Diese Entstandardisierung der Erwerbsarbeit ist allerdings in ihrer Tragweite und in ihrem Umfang v.a. für die (...) arbeitspsychologischen Sachverhalte schwer abschätzbar«.[145]

Büssing bringt weitere Momente für die Behandlung der Thematik: Das Denken, Fühlen und Handeln der Menschen ist eingebettet in die ökonomischen und sozialen Verhältnisse, es ist nicht unabhängig von diesen, auch wenn derzeit die Bedeutung dieser Aspekte noch nicht ausreichend untersucht sind.[146]

Die Beeinflussung der sogenannten Freizeit[147] durch die sogenannte Arbeitszeit oder umgekehrt, ist Gegenstand diverser Untersuchungen. Im wesentlichen sind bisher drei Thesen formuliert worden, die das Verhältnis von Arbeit-Freizeit charakterisieren sollen.

a) Generalisations- oder spill-over-These:
Hier wird eine Übertragung von Inhalten des Arbeitsbereichs auf die Privatsphäre[148] behauptet. »Aspekte des Handelns, Denkens und Fühlens, die in der täglichen Arbeit notwendig gefordert sind, werden allmählich auf die Freizeit übertragen, die deshalb der Arbeit in diesen Aspekten immer ähnlicher wird.«[149]

b) Kompensationsthese:
Sie geht davon aus, daß die Freizeit eine ausgleichende Funktion gegenüber den Anforderungen, Belastungen und Zwängen der Erwerbsarbeit hat. Freizeit gilt als Bereich, in dem sich der Betreffende Verwirklichung und Befriedigung holen kann.

---

144 Vgl.Beck, U.: Risikogesellschaft. Auf dem Weg in eine andere Moderne, Frankfurt/M. 1986
145 Büssing, A., a.a.O., S. 19
146 Die genannte Arbeit von Büsing erscheint von evidenter Wichtigkeit und ist für eine ausführliche Auseinandersetzung mit dem Thema »Arbeitszufriedenheit« m.E. äußerst wichtig. Insbesondere setzt sich der Autor mit dem Modell der Arbeitszufriedenheit nach Bruggemann auseinander.
147 Hier definiert nach Hoff, F.-H.: Arbeit, Freizeit und Persönlichkeit, Bern 1986: Freizeit = von der Erwerbsarbeit freie Zeit; Arbeit = Erwerbsarbeit.
148 Hier scheint sich bei A. Büssing auf S. 20 ein Druckfehler eingeschlichen zu haben, da hier das Wort »Arbeitssphäre« steht, was aber inhaltlich-logisch nicht gemeint sein kann.
149 Hoff, F.-H., a.a.O., zit. nach Büssing, A., a.a.O., S. 21

c) Neutralitäts- oder Segmentationsthese

Sie geht davon aus, daß »Handeln, Denken und Fühlen in den Lebensbereichen Arbeit und Freizeit im wesentlichen unabhängig voneinander sind. Hoff hält diese These für wissenschaftlich nicht haltbar, denn »selbst wenn es objektiv sehr unterschiedliche Handlungsanforderungen in den beiden Hauptlebensbereichen gibt, ist es psychologisch kaum als Regelfall vorstellbar, daß sich Personen in ihrem Denken und Fühlen völlig in eine Berufs- und in eine Privatperson aufspalten«[150].

Dem ist sicher auch aus der Sicht der Pflege zuzustimmen. Die in der Pflege immer wieder auftauchenden und von der Psychologie weitgehend akzeptierten Begriffe wie *'Persönlichkeit'*, *'Identität'* oder auch *'Ganzheitlichkeit'* würden durch die Spaltung des Individuums in Berufs- und Arbeitsperson ad absurdum geführt. Gleichwohl wird im Umgangssprachgebrauch gelegentlich der Eindruck erweckt, als sei diese Aufsplitterung der Person, wie sie die Neutralitätsthese nahelegt, dennoch vorhanden, z.B. in der Begrifflichkeit des 'Abschaltens'. »Die empirischen Befunde, die bislang im Sinne der Neutralitätsthese interpretiert werden, spiegeln also wahrscheinlich vor allem die subjektive Neutralitätsthese der befragten Personen wider, die ihrerseits wissenschaftlich im Sinne der Kompensationsthese interpretierbar wäre.«[151]

Somit bleibt, nach Büssing, sowohl auf wissenschaftlicher als auch auf alltagstheoretischer Ebene nur die Möglichkeit, das Verhältnis von Arbeit und Freizeit als ständig *reziproke Interaktion* zu begreifen.

Büssing beschreibt in dem genannten Artikel die reziproke Interaktion der beiden zentralen Lebensbereiche *Arbeit* und *Freizeit* und stellt an Hand eines Fallbeispiels die Bedeutung dar. Bei der reziproken Interaktion der beiden Lebensbereiche geht es also »um eine i.w.S. entwicklungspsychologisch erweiterte Perspektive zum Verhältnis von beruflichen und außerberuflichen Lebensläufen, die in der Arbeitszufriedenheits-Forschung (...) bislang kaum Beachtung findet, die jedoch aufgrund der (...) festgestellten zunehmend umfassenderen markt- und speziell auch arbeitsmarktabhängigen Individualisierungslagen an Bedeutung gewinnt. (...) Die Arbeitshypothese (besagt) (...), daß im Verhältnis von Arbeit und Freizeit Bewältigungsvorgänge stattfinden, die die Form der Arbeitszufriedenheit wesentlich bestimmen. Interessant wird diese Frage v.a. vor dem Hintergrund einer Einteilung von Bewältigungsvorgängen, wie sie von Lazarus und Launier[152] mit ihrer Klassifikation in 'Palliation' und 'Änderung der

---

150 Ebd.
151 Ebd.
152 Lazarus, R.S. & Launier, R.: Streßbezogene Transaktionen zwischen Person und Umwelt, in: J.R. Nitsch (Hg.): Streß, Bern 1981, S. 213-259

gestörten Transaktion' gewählt wird. Während mit der Palliation die Regulierung der Emotion betont wird und daher in der Kompensation im Verhältnis von Arbeit und Freizeit eine Entsprechung findet, fehlen bislang Vorstellungen über einen konstruktiv problemorientierten Weg der Bewältigung i.S. der Änderung der gestörten Transaktion im Verhältnis von Arbeit und Freizeit. Die konstruktive und problemorientierte Übertragung von persönlichen Handlungszielen und Ansprüchen zwischen den beiden Lebensbereichen, (...), kann als solcher Bewältigungsvorgang zur Änderung der gestörten Transaktion betrachtet werden. Die reziproke Übertragung von persönlichen Handlungszielen und Ansprüchen ist dabei zu unterscheiden von einer bloßen Verschiebung derselben. Eine solche Verschiebung dürfte regelmäßig verbunden sein mit der im dynamischen Arbeitszufriedenheits-Modell postulierten resignativen *Arbeitszufriedenheit*, die bei *Arbeitsunzufriedenheit* eine Anspruchsniveausenkung im Arbeitsbereich für die Wiederherstellung von Arbeitszufriedenheit zur Voraussetzung hat. Die Verschiebung von persönlichen Handlungszielen und Ansprüchen hat in diesem Sinne wesentlich palliativen und langfristigen Charakter und sollte mit einer konstruktiven und problemorientierten wie auch temporären und reziproken Übertragung nicht verwechselt werden.«[153] In diesem gedanklichen Kontext steht sicher auch die Arbeit von Faltermeier.[154]

Die Diffusität des Begriffs »Arbeitszufriedenheit« liegt – wie Fischer detailliert ausführt – u.a. an den Elementen des Forschungsprozesses, die jeweils spezifische Auswirkungen auf das Ergebnis haben: »Welche Zielsetzung hat das forschende Subjekt? (...) (Es) ergibt sich die Frage, ob etwa das gleiche Konzept der Arbeitszufriedenheit ebensogut mit psychischer Gesundheit wie mit hoher Leistung korrespondieren muß oder kann. Offenkundig erscheint es wenig wahrscheinlich, daß ein einzelnes globales Arbeitszufriedenheits-Konzept der großen (...) Vielzahl von zu prognostizierenden Variablen wie etwa: Abwesenheitsrate, Kündigungsbereitschaft, Aggression, Arbeitsleistung (...), gerecht zu werden in der Lage ist. Man muß hier von einer funktionalen Überlastung mindestens des allgemeinen Arbeitszufriedenheits-Konzeptes sprechen.

Ist die theoretische Konzeption der Zielsetzung angepaßt? Wenn für die Vielzahl der Zielsetzungen ein globales Arbeitszufriedenheits-Konzept zu undifferenziert erscheint, ist es erforderlich, ein theoretisches Begriffssystem zur Differenzierung zu entwickeln. Es liegen eine Reihe von Differenzierungen vor, die entweder Arten der Arbeitszufriedenheit (Herzberg, Bruggemann) oder aber Moderatorvariablen (z.B. Wachstumsbedürfnis u.a.) verwenden.«[155]

---

153 Büssing, A., a.a.O., S. 26
154 Faltermaier, T.: Lebensereignisse,Dauerbelastungen und alltägliche Bewältigungsversuche, München 1987
155 Fischer, L.: Arbeitszufriedenheit ..., a.a.O., S. 5ff.

Für die Überlegungen der Autoren dieser Studie ist – neben der theoretischen Auseinandersetzung – die Frage entscheidend, wie der Begriff 'Arbeitszufriedenheit' operationalisiert werden kann. In der von Widmer vorgelegten Synopse[156], werden verschiedene Aspekte aufgeschlüsselt, wobei er feststellt, »daß man einmal mehr mit der Schwierigkeit konfrontiert wird, daß zwei Autoren mit demselben Begriff nicht dasselbe meinen bzw. verschiedene Begriffe für ganz ähnliche Aspekte verwenden.«[157]

Büssing moniert, daß die »Arbeitszufriedenheit weitestgehend als personenspezifische Einstellung gegenüber der Arbeit betrachtet (wird), die jedoch in der Regel wenig über die dynamische Wechselwirkung von Person und Situation aussagen läßt.«[158]

Die Autoren dieser Studie müssen aber für ihre Untersuchung noch eine wesentliche methodische Überlegung mit einfließen lassen. Bei den Interviews, die sie für die Studie durchführen, muß darauf geachtet werden, inwieweit der zeitliche Bezugsrahmen der Befragten Einfluß auf die Ergebnisse haben kann.

»Vor allem dann, wenn anzunehmen ist, daß der zeitliche Bezugsrahmen der Befragten sehr kurz ist, besteht die Möglichkeit, daß die Antworten stark determiniert sind durch den *augenblicklichen* Zustand der Befriedigung bestimmter Bedürfnisse.«[159] Konkret bedeutet dies für die Planung der Studie, daß der zurückliegende Zeitraum, den die Befragten als Krankenschwester gearbeitet haben nicht zu kurz sein darf, da sonst die Gefahr besteht, daß lediglich die augenblickliche Situation im Interview dargestellt wird. Der von den Autoren gewählte Bezugszeitraum soll dem aufgezeigten Problem Rechnung tragen, zumal die Möglichkeit der Determination der Antworten durch die Methode der »retrospektiven Introspektion« weitgehend vermieden werden kann.[160]

2.5 'Burnout'

Die Definition des Burnout-Syndroms, des Ausbrennens, ist ebenso unübersichtlich und kontrovers, wie die Diskussion um den Begriff der 'Arbeitszufriedenheit'.

Spätestens seit Schmidbauer von den 'Hilflosen Helfern' gesprochen hat, ist die Problematik auch in bundesdeutschen Krankenhäusern immer mehr zum

---

156 Widmer, W., a.a.O., S. 67
157 Ebd.
158 Büssing, A.: Struktur und Dynamik von Arbeitszufriedenheit: Konzeptuelle und methodische Überlegungen zu einer Untersuchung verschiedener Formen von Arbeitszufriedenheit, in: Fischer, L. (Hg.), a.a.O., S. 85ff.
159 Neuberger, O., a.a.O., S. 142
160 vgl. Kap. 3.2: Vorstellung und Diskussion der Methodik

Thema geworden. Schmidbauer versucht aus psychoanalytischer Sicht das *'Helfer-Syndrom'* zu erklären, indem er den Helfern ein unersättliches Bedürfnis nach Anerkennung nachsagt, wobei »der Betroffene die Regulation seines Selbstwertgefühls weniger an gegenseitige als an einseitige Beziehung zu anderen Menschen knüpft (und) Schwäche und Hilflosigkeit ... nur bei anderen begrüßt und unterstützt ...«[161]

Das Helfer-Syndrom, das oftmals mit dem Burnout-Syndrom gleichgesetzt, zumindest aber als eine mögliche Vorstufe diskutiert wird, also die spezifischen Probleme der Helfer, werden von ihm in erster Linie aus deren Persönlichkeit erklärt.

Eine mögliche Differenzierung der wichtigsten Konzeptansätze bieten Enzmann/Kleiber an.[162] Weitere Erklärungsmodelle gehen über die Konzepte weit hinaus und entwickeln Sichtweisen, in die die Konzepte integriert werden können.

In *individuenzentrierten Erklärungsansätzen* steht die 'Persönlichkeit des Helfers' im Mittelpunkt. Burnout ist im wesentlichen der Verlust an Energie und Engagement durch fortschreitende *Desillusionierung*, wobei in der Überidentifikation mit Klienten das entscheidende Kettenglied gesehen wird.[163]

Freudenberg beschreibt das Burnout als Entwicklungsprozeß: Dieser beginnt, im sogenannten *empfindlichen Stadium*, mit chronischer Müdigkeit, wobei »Zynismus und Gleichgültigkeit Kompensationsversuche darstellen, geht über erhöhte Reizbarkeit, zu Allmachtsphantasien, über Mißtrauen geprägtes Gekränktsein, bis hin zu Desorientiertheit und anderen psychosomatischen Beschwerden. Begleitet wird dieser Prozeß von immer tiefergehenden Schuldgefühlen oder wütenden Reaktionen. Im empfindungslosen Stadium ist Burnout dann von der Weigerung geprägt, zuzugeben, daß irgendetwas nicht in Ordnung ist und vom Verdrängen der Gefühle. Dieses Konzept grenzt den Burnoutbegriff insofern von anderen Definitionen ab, als negative Einschätzungen der eigenen Kompetenz und Mißerfolgserlebnisse Bestandteile jener Definition darstellen.«[164]

Fisher wiederum definiert Burnout nicht explizit, stellt aber heraus, daß

»das Verhalten der Ausgebrannten der Anstrengung (dazu dient), die Größenwahnphantasien aufrechtzuerhalten. Im Gegensatz zu Depressi-

---

161 Vgl. Schmidbauer, W.: Die hilflosen Helfer – Über die seelische Problematik der helfenden Berufe, Reinbeck 1983, S. 14, 57

162 Vgl. Enzmann, D., Kleiber, D.: Helfer-Leiden – Streß und Burnout in psychosozialen Berufen, Heidelberg 1989

163 Edelwich, J., Brodsky, A.: Ausgebrannt – Das Burnout Syndrom in den Sozialberufen, Salzburg 1984 (zit. nach Enzmann, D. et al., a.a.O.)

164 Ebd., S. 25

ven, die ihre Anstrengung reduzieren, oder Gestreßten, die versuchen, die streßhafte Situation zu vermeiden, verdoppeln ausgebrannte bzw. *Ausbrennende* ihre Anstrengungen, verlassen also die Situation nicht (...), sondern arbeiten noch angestrengter, mit den Folgen von erhöhter *Anspannung* und Erschöpfung. Vom *Burnout* Betroffene stellen daher ihre Selbstachtung höher, als ihre physische Existenz.«[165]

In den *arbeits- und organisationsbezogenen Ansätzen* werden die organisatorischen bzw. institutionellen Bedingungen, in denen der Betroffene eingebunden ist, in den Vordergrund gestellt, d.h. die Ursachen eines Burnout sind in der Umwelt zu suchen. Die »Konzentration auf die Umwelt (ist) aus theoretischer wie aus praktischer Sicht nützlicher, als die auf das Individuum«[166].

Während Pines et al. die Erfahrung des *Burnout* als das Erleben von »*Distreß*, *Unzufriedenheit* mit *Arbeit* und Leben, *Versagungsgefühl* und dem Gefühl, es nicht mehr ertragen zu können«[167] beschreiben und die Ursachen dafür in *Umweltfaktoren* suchen, kommen andere Forscher zu der Überzeugung, daß »emotionale Erschöpfung und Depersonalisierung zwei Quellen haben: einmal Faktoren, die aus den Arbeitsbedingungen resultieren (von Pines als 'Umweltfaktoren' bezeichnet), zum anderen die aus der Natur der Personal-Klienten-Beziehung stammenden. Dabei rücken sie die Unfähigkeit, emotionalen Streß durch interpersonalen Kontakt zu bewältigen, in den Mittelpunkt ihrer Burnout-Definition: »Dieser enge, kontinuierliche Kontakt mit Klienten schließt ein chronisches Niveau emotionalen Stresses ein, und es ist die Unfähigkeit, diesen *Streß* erfolgreich zu bewältigen, was sich in der emotionalen Erschöpfung und dem *Zynismus* des *Burnout* manifestiert.«[168]

Harrison setzt Burnout und Arbeitsunzufriedenheit gleich, indem er über den Begriff 'Selbstentfaltung' beide Begriffe eng miteinander koppelt. Das Burnout »kann als ein Stillstand oder eine Regression in der Selbstentfaltung des Sozialarbeiters«[169] definiert werden. »Niedrige Grade von Arbeitsunzufriedenheit sind im wesentlichen identisch mit negativen Gefühlen über die Arbeit selbst.«[170] *Arbeitsunzufriedenheit* ist letztlich das »entscheidende Element im Burnoutphä-

---

165 Ebd., S. 27
166 Pines, A.M., Aronson, E., Kafry, D.: Ausgebrannt – Vom Überdruß zur Selbstentfaltung, Stuttgart ³1987, S. 44
167 Eine Untersuchung mit dem von Pines publizierten Erfassungsbogen hat S. Duhr vorgelegt. Duhr, S.: Burnout – Eine Luxemburger Untersuchung, in: *Die Schwester/Der Pfleger* 30 (1991) 1, S. 52-58
168 Maslach, C., Jackson, S.E., zit. nach Enzmann, a.a.O., S. 32
169 Harrison, W.D. (1980), zit. nach Enzmann, a.a.o., S. 34
170 Ebd.

nomen«.[171] Gerade diese Definition des Burnout zeigt, daß für die von den Autoren durchgeführte Untersuchung eine Klärung dessen erfolgen muß, was in diesem Zusammenhang als 'Belastung des Pflegepersonals' verstanden werden soll.

Die Burnout-Definitionen von Bramhall & Ezell[172], sowie von Daley[173] definieren Burnout als Folge von *Arbeitsstreß* und konzipieren ihr Modell eng angelehnt an das Streßmodell von Selye. Sie erklären das Gefühl der Ausgebrannten mit dem Verlauf der Energiekurve von Selyes Streßmodell, auf das im Abschnitt 'Streß' näher eingegangen wird. Laut Enzmann bedeutet Streß: »In der Phase der *Alarmreaktion* steigt die Mobilisierung von Energie an, um dann im *Widerstandstadium* auf einem höheren Niveau konstant zu bleiben. Wird die *Streßsituation* nicht aufgelöst und dauert das Widerstandstadium zu lange an, erschöpft sich die Anpassungsenergie endgültig.«[174] Ob Enzmanns Definition sich von dem Streßmodell von Selye[175] überhaupt unterscheidet, kann hier nicht weiter diskutiert werden, erscheint aber zumindest fragwürdig.

Ein ausführliches Burnout-Konzept, das auf einem psychologischen Streßkonzept basiert, legt Cherniss vor. Allgemein wird Burnout »(...) als Reaktion (verstanden), in welchem ein ursprünglich engagierter Professioneller sich als Reaktion auf in der Arbeit erfahrenen Streß und Streß-Reaktion von seiner Arbeit zurückzieht«.[176] *Burnout* beginnt demnach als Verlust von Kompetenzgefühl und zeigt sich in *Apathie, Zynismus* und *Rigidität*. Dabei zeigen sich »Veränderungen in Einstellungen zur Arbeit und zu den Klienten gleichermaßen wie gelegentlich auftretende Gefühle von Erschöpfung und Anspannung.«[177]

Hier werden also deutlich, wenn auch nicht explizit, jene Aspekte integriert, die von Maslach & Jackson in den Vordergrund gerückt wurden, nämlich emotionale *Erschöpfung, Depersonalisierung* und das Gefühl mangelnder Kompetenz.

Wird beim Burnout-Modell von Bramhall & Enzell die enge Beziehung zum Streßmodell von Selye herausgearbeitet, so läßt sich zur Burnoutkonzeption von Cherniss eine deutliche Verbindung zum Streßmodell von Lazarus et al. belegen. Die transaktionale Burnout-Definition beinhaltet einen Prozeß, der mit

---

171 Ebd.
172 Vgl. Enzmann, D., a.a.O., S. 36
173 Vgl. ebd.
174 S. ebd., S. 37
175 Selye, H.: Streß – Bewältigung und Lebensgewinn, München ²1988
176 Cherniss, C.: The context for the emergence of burnout as a social problem, zit. nach Enzmann, D., a.a.O., S. 42
177 Zit. nach Enzmann, D., a.a.O., S. 42

exzessivem, ausgedehntem *Arbeitsstreß* beginnt, welcher beim Arbeitenden *Streßreaktionen* wie *Spannungsgefühle, Reizbarkeit* und *Müdigkeit* hervorruft. Entscheidend für das Entstehen des Burnout ist die Art der *Bewältigung*, die der Helfer auswählt. Wie Lazarus nimmt auch Cherniss Bewältigungsformen an und geht »davon aus, daß beim Burnout intrapsychische Bewältigungsformen vorliegen, die sich in psychischem Rückzug, Distanzierung, Meidung, Herabsetzung von Ansprüchen und Verantwortlichmachen anderer ausdrücken«.[178] »Der Burnout-Prozeß ist vollständig, wenn die Arbeitenden Arbeitsstreß defensiv bewältigen, indem sie sich selbst psychisch von der Arbeit distanzieren und apathisch, zynisch oder rigide werden.«[179]

Inwieweit das 'Herabsetzen von Ansprüchen' mit dem 'Problem des beweglichen *Anspruchsniveaus*'[180] identisch ist, kann hier nicht geklärt werden. Es zeigt sich, daß die Burnout-Definition von Cherniss wiederum die Frage nach der Trennschärfe der häufig synonym benutzten Begriffe '*Streß*, Arbeits(un)zufriedenheit, *Burnout*' aufwirft. Besonders deutlich wird dies bei der Betrachtung der *soziologisch-sozialwissenschaftlichen Ansätze* der Burnout-Definitionen, wie sie in neueren Arbeiten von Cherniss und von Karger vertreten werden. Die zweite Burnout-Definition von Cherniss[181], die er in seinen jüngeren Arbeiten favorisiert, ist von grundlegender Bedeutung. Er kritisiert, daß die bisherige Streß- und Burnout-Forschung sich im 'höchsten Grade mechanistisch'[182] verhalten hat und '*Burnout* und *Streß* direkt aus der Technik übernommene Begriffe darstellen.'[183] Dies liegt nach seiner Auffassung an der Dominanz eines 'wissenschaftlich-technischen Paradigmas'[184] und er stellt den bisherigen Burnout-Konzepten ein Konzept entgegen, das auf einem moralisch-religiösen Paradigma fußt. Burnout ist somit der Verlust an *Engagement, Entfremdung* oder *Schwächung moralischer Vorsätze*. In Wirklichkeit sei das Burnout ein Symptom des Verlustes an sozialer Verpflichtung; »Streß führt gewöhnlich dann zu Burnout, wenn institutionelle Unterstützung für (soziales) Engagement schwach ist«[185]. Das wissenschaftlich-technische Paradigma trägt selbst zu der anschei-

---

178 Ebd., S. 43
179 Cherniss, C.: Staff Burnout, Job Stress in the Human Service, Beverly Hills, 1980, zit. nach Enzmann, D., a.a.O., S. 42
180 Widmer, M., a.a.O., S. 61
181 Enzmann, D., a.a.O., S. 58f.
182 Vgl. ebd., S. 44
183 Vgl. ebd., S. 45
184 Vgl. ebd., S. 46
185 Es wäre sicher interessant diese These an Hand der jüngsten aktuellen Fälle zu untersuchen, in denen Schwestern und Pfleger hilflose Patienten ermordeten (z.B. Vorfälle im Krankenhaus Lainz oder der Fall M. Roeder in Wuppertal). So kommt der Bericht der Internationalen Expertenkommission zur Beurteilung der Vorfälle im Krankenhaus Lainz u.a. zu folgender Beurtei-

nend hohen Prävalenz des Burnout in helfenden Berufen bei. Dieses Konzept steht im krassen Widerspruch zum oben beschriebenen Konzept von Freudenberg, der betonte, daß Burnout eine Reaktion auf Überengagement sei.

Karger plädiert dafür, Burnout als 'Entfremdung' zu definieren:

»Im marxistischen Sinne hat ein Arbeiter kein Verhältnis zur Arbeit, aus der er physische und geistige Energie entwickelt, eine Entfremdung findet somit statt.«[186] Er kritisiert, daß z.B. Pines & Maslach implizit davon ausgehen, »daß der Beruf etwas autonomes und nicht direkt mit der allgemeinen sozialen Einstellung und Realität verbunden ist. Die Forschung (...) stellt Burnout eher als berufliches Problem dar, statt als ein soziales Phänomen, das seine Wurzeln in sozialen Aspekten der Produktionstätigkeit hat.«[187]

Zusammenfassend läßt sich bei den diskutierten Definitionen zeigen, wie schwer eine präzise Beschreibung des Burnout-Phänomens ist.[188] Bei allen Gegensätzlichkeiten lassen sich aber dennoch einige Gemeinsamkeiten finden. Burnout scheint nach Ansicht der meisten Autoren typisch für helfende Berufe. Burnout beinhaltet eine negative, beeinträchtigende Erfahrung, einen Verlust an Energie, bedeutet Erschöpfung und Rückzug des Helfers. Darüber hinaus ist Burnout als ein Prozess zu verstehen, der in bestimmte Stadien oder Abschnitte eingeteilt wird. Die meisten Autoren ziehen Ergebnisse der Streßforschung als Erklärungsansätze hinzu und berücksichtigen, mit wenigen Ausnahmen, kulturelle und gesellschaftliche Veränderungen und Bedingungen.

Für die Autoren dieser Studie steht die Burnout-Problematik nicht im Mittelpunkt der Analyse. Da mit offenen Interviews Belastungen und die Veränderungen ihrer Wahrnehmungen in der beruflichen Sozialisation untersucht werden, müssen die wichtigsten Interpretationen und Definitionen bekannt sein, um Anzeichen eines Burnouts erkennen zu können. Die Autoren haben für den Fall, daß in einem der Interviews die Burnout-Problematik thematisiert wird und zu akuten psychischen Problemen bei der Befragten führt, einen Supervisor bereitgestellt, der gegebenenfalls in helfender Weise einspringen könnte.

---

lung: »Psycho-gerontologisch nicht geschult, müssen Pfleger und Pflegerinnen Aggressionen durch mental Eingeschränkte hinnehmen. Sie geraten in Gefahr, sich selber die Schuld zu geben und aus schlechtem Gewissen oft unbewußt gegenaggressiv zu werden. Staut sich solcher Haß, kann es zu Revanche und bei Fehlen moralischer Barrieren, aus Defiziten der Persönlichkeit, zu extrem sadistischen Handlungen kommen.« In: *Österr. Krankenpflegezeitschrift*, Sondernummer, 42. Jahrgang, Wien 1989

186 Karger, H.J.: Burnout as alienation, in: *Soc. Service Review* 55 (1981), S. 270-283, zit. nach Enzmann, D., a.a.O., S. 40

187 Vgl. Karger, H.J., a.a.O., S. 279

188 Auf methodische Probleme der Forschung über das Burnout-Syndrom kann hier nicht weiter eingegangen werden.

3 Methodik

3.1 Entstehung des methodischen Ansatzes der Studie

Aus der in der Exposition dargestellten Entstehungsgeschichte dieser Studie ergeben sich zwangsläufig Überlegungen zum *Forschungsverständnis* der Autoren. Grundsätzlich gelten für das Autorenteam Max Webers sozialphilosopische Überlegungen: »Die Sozialwissenschaft, die wir treiben wollen, ist eine Wirklichkeitswissenschaft. Wir wollen die uns umgebene Wirklichkeit des Lebens, in welches wir hineingestellt sind, in ihrer Eigenheit verstehen – den Zusammenhang und die Kulturbedeutung ihrer einzelnen Erscheinungen in ihrer heutigen Gestaltung einerseits, die Gründe ihres geschichtlichen So-und-nicht-anders-Gewordenseins andererseits.«[189] »Transzendentale Voraussetzung jeder Kulturwissenschaft ist (...), daß wir Kulturmenschen sind, begabt mit der Fähigkeit und dem Willen, bewußt zur Welt Stellung zu nehmen und ihr einen Sinn zu verleihen. Welches immer dieser Sinn sein mag, er wird dazu führen, daß wir im Leben bestimmte Erscheinungen des menschlichen Zusammenseins aus ihm heraus beurteilen, zu ihm als bedeutsam Stellung nehmen.«[190]

Des weiteren steht die Studie im Pflegeverständnis der Autoren, das sich im Sinne von Cellista Roys Anpassungsmodell, wie folgt darstellt: Der Mensch ist ein bio-psycho-soziales Wesen, das sich ständig den Veränderungen seiner Umwelt anpassen muß. Um dies bewältigen zu können, besitzt der Mensch angeborene und erworbene Mechanismen.[191] Hat der Mensch Probleme bei diesem Anpassungsprozeß, so kommt es im Sinne von Lazarus zu Belastungen.

Die Sinnfrage ist für das Autorenteam formal und affektiv bedeutend, durch ihre Zugehörigkeit zur Berufsgruppe, die selbst Gegenstand der Studie ist, durch ihr prozeßorientiertes, ganzheitliches Berufs- und Pflegeverständnis und einem daraus resultierenden Pflegeforschungsverständnis, das nicht nur methodisch wissenschaftlich ist sondern darüber hinaus ethisch moralischen Ansprüchen der Pflege entsprechen soll.

3.2 Vorstellung und Diskussion der Methodik

Die These der Autoren, 'die individuelle Belastungswahrnehmung des Krankenpflegepersonals verändert sich während der beruflichen *Sozialisation*', entstand spontan in der kritischen Auseinandersetzung mit einer Übersicht der *Belastungsmomente* beim Krankenhauspersonal.[192] Die bisher veröffentlichten

---

189 Weber, M.: Gesammelte Aufsätze zur Wissenschaftslehre, Tübingen ⁴1973, S. 170f.
190 Ebd., S.180f
191 Vgl. Marriner-Thomey, A.: Pflegetheoretikerinnen und ihr Werk, Recom, Baunathal 1992
192 Quelle: GfAH, Erhebung zur Situation im Pflegedienst, Dortmund 1981

Studien zu *Belastungen* stellen dar, daß Belastungen scheinbar bei allen Pflegekräften ständig und in gleicher Stärke empfunden werden. Wesentliche Kritikpunkte der Autoren dieser Studie an den in Kapitel 2 vorgestellten Untersuchungen sind:
- In den verschiedenen Untersuchungen werden Begriffe wie Streß und Belastung häufig synonym verwendet, ohne Angabe des dahinter stehenden Streßmodells.
- Weiterhin findet häufig eine undifferenzierte Gleichsetzung von 'quantitativen und qualitativen Stressoren' Anwendung statt.[193]
- Die in den Studien angewandten Methoden (überwiegend Untersuchungen mittels Fragebogen, selten mit qualitativen Methoden) sind in der Regel 'Momentaufnahmen' ohne Berücksichtigung des Prozeßgeschehens der beruflichen Sozialisation, d.h. die angewandten Methoden könnten die von den Autoren postulierte These gar nicht erfassen, weil das Meßinstrument 'Fragebogen', der in fast allen Untersuchung eingesetzt wird, eine Veränderung naturgemäß nicht erfassen kann. Auch die wenigen Studien, die sich qualitativer Methoden bedienen, haben andere Forschungsschwerpunkte als die Autorengruppe.

Im Rahmen der von den Autoren formulierten These und des sozialphilosophischen Ansatzes bieten sich *Interviews* als Methode der Wahl an, diese Veränderungen zu erforschen. Auch für Widmer sind grundsätzlich Interviews gegenüber Fragebögen ein valideres Instrument, und damit für die Bearbeitung der Hypothese geeigneter, um *Belastungswahrnehmungen* und ihre Veränderung zu erforschen. So können auch bei Menschen, die scheinbar gleichgültig und oberflächlich mit ihrer Situation zufrieden sind, deren *Arbeitszufriedenheit* und *Belastungsempfinden* sich in standardisierten Fragebögen auf 'mittleren' Niveau manifestiert, zu ihrer beruflichen Sozialisation und den damit verbundenen veränderten Belastungswahrnehmungen befragt werden.[194] Das Interview ist darüber hinaus die am häufigsten verwendete Methode in der Soziologie.

Für diese Untersuchung bietet sich das *halbstrukturierte Tiefeninterview* als Methode der Wahl an. Es soll in Form des »*Tandem-Interviews*«[195] durchgeführt werden. Bei dieser Art von Interviews sind zwei Forscher am Interview beteiligt. Ein Forscher führt das Interview, der andere Forscher notiert wichtige Eindrücke, beobachtet den Befragten usw. Darüber hinaus liegt der Vorteil des Tandem-Interviews in der Tatsache, daß »der jeweils nicht fragende Interviewer

---

193 Vgl. Udris, I.: Belastung, Streß, Beanspruchung und ihre Folgen, in: Frey, D. et al (Hg.): Angewandte Psychologie – Ein Lehrbuch, München 1988, S. 433

194 Vgl. Widmer, M.: Streß, Streßbewältigung und Arbeitszufriedenheit beim Krankenpflegepersonal, Bern 1989, S. 178ff.

195 Bortz, J.: Lehrbuch der empirischen Forschung, Berlin 1984, S. 171

Gelegenheit erhält, den Gesprächsverlauf zu verfolgen und weiterführende Fragen oder Nachfragen vorzubereiten«.[196] Bei diesen Interviews wird die »*retrospektive Introspektion*«[197] der Befragten angestrebt, um so den dynamischen Prozeß in der Änderung der Belastungswahrnehmung nachweisen zu können.

Lazarus sagt zum Interview: »Eine unserer Methoden besteht darin, daß wir regelmäßig ... Personen aus ihrem Gedächtnis jene Erfahrungen rekonstruieren lassen, die von ihnen in dieser Zeit wesentliche Anpassungs- und Bewältigungsanstrengungen erfordert haben.«[198] Verarbeitungs-, Belastungs- und Bewältigungsprozesse laufen individuell unterschiedlich ab. Nur durch die qualitative einzelfallintensive Analyse kann es zu einer Prozeßrekonstruktion kommen.[199] Diese Prozeßrekonstruktion ist ein wesentliches Ziel der vorliegenden Arbeit.

Ein Problem bei der Befragung einzelner Personen liegt darin, daß diese ihre Aussagen nicht objektiv und wertfrei machen können. Das bedeutet, die Problematik der retrospektiven Erforschung besteht darin, daß die Befragten eine bereits interpretierte *Wahrheit* beschreiben. Dies gilt laut Schütz jedoch allgemein in der Soziologie. Er weist darauf hin, »daß ein konstitutives Merkmal soziologischer Forschung darin zu sehen sei, daß sie es – im Unterschied etwa zur Physik – immer mit bereits interpretierten Realitäten zu tun hat; Realitäten, die durch diejenigen interpretiert sind, die als handelnde Personen selbst Bestandteil der zu untersuchenden Realität sind.«[200] Das Wissen um diese Problematik hat zur Konsequenz, daß bei der Erstellung des Interviewleitfadens, bei der Analyse und der Interpretation der Interviews die Tatsache der von den Befragten »interpretierten Wahrheit« in die Überlegungen und Interpretationen mit einzubeziehen ist.

Ein möglicher Nachteil des Interviews liegt in der Tatsache begründet, daß »alle mit dieser Methode erfaßbaren Daten sprachlich vermittelt sein müssen, wobei hier eine ganze Reihe von *Verzerrungsmöglichkeiten* eingebaut sind, da Sprache ja häufig geradezu zur Verdeckung von Tatbeständen benutzt werden kann.«[201]

Retrospektion allein führt dazu, daß Ereignisse nur so berichtet werden, wie man sich an sie erinnert – also gefiltert. *Introspektion* allein führt dazu, daß ei-

---

196 Ebd., S. 171

197 Merten, R.K., Kendall, P.L.: Das fokussierte Interview, in: Hopf, C./Weingarten, E.: Qualitative Sozialforschung, Stuttgart 1984, S. 187

198 Lazarus, R.S.: Streß und Streßbewältigung – ein Paradigma, in: Fillip, S.-H.: (Hg.): Kritische Lebensereignisse, München 1981, S. 203

199 Vgl. Mayring, P.: Qualitative Inhaltsanalyse, Weinheim 1988, S. 20

200 Hopf, C.: Soziologie und qualitative Sozialforschung, in: Hopf, C./Weingarten, E., a.a.O., S. 21

201 Alemann, H.: Der Forschungsprozeß. Eine Einführung in die Praxis der empirischen Sozialforschung, Stuttgart 1984, S. 207

gene Empfindungen und Reaktionen in der überdachten Aktualität des Interviews geschildert werden. Erst wenn jemand gedanklich Ereignisse und Reaktionen aus der Vergangenheit verknüpfen muß, in dem er sie sozusagen wiedererlebt und dieses dann erzählt, wird eine subjektive Filterung weitgehend reduziert. Das heißt, durch die Methode der retrospektiven Introspektion kann die subjektive Interpretation und Filterung des Erlebten weitgehend relativiert werden.

Bezüglich des Verhaltens der Befragten kann »für Westeuropa ... im Normalfall eine relativ große Wahrhaftigkeit angenommen werden«,[202] so daß die Aussagen der Befragten für eine Prozeßrekonstruktion valide sein werden. Das von uns gewählte halbstrukturierte, neutrale Tandem-Interview »betont die Information suchende Funktion des Interviews und sieht im Befragten einen im Vergleich zum Interviewer gleichwertigen Partner«.[203] Dies entspricht auch der formalen Interviewsituation, denn Befragte und Interviewer sind Mitglieder der gleichen *Berufsgruppe*.

»Überforderungen des Befragten treten häufig bei Fragen auf, in denen sich der Befragte an etwas erinnern soll.«[204] Die durch die Interviews stattfindende Reflexion der im Beruf erlebten *Belastungen*, eines wichtigen Anteils der persönlichen Entwicklung bei der zu befragenden Person, kann zu *Streßreaktionen* und Ängsten führen, die besser von zwei Interviewern erkannt und aufgefangen werden können. Berücksichtigt wird dieses Streßmoment auch bei der Konzeption des Interviewleitfadens, der mit allgemein gehaltenen Fragen enden wird, um eventuell im Interview aufgebaute Spannungen lösen zu können.[205]

Mit der Wahl der Methode »*Interview*« müssen neben den Vorteilen auch eine Reihe von Nachteilen berücksichtigt werden. Wie bereits dargestellt, ist das Interview »als sozialer Prozeß«[206] zu verstehen[207], wie ihn die folgende Abbildung skizziert:

---

202 Ebd., S. 214
203 Bortz, J., a.a.O., S. 169
204 Aleman, H., a.a.O., S. 214
205 Vgl. Bortz, J., a.a.O., S. 172ff.
206 Zit.nach Friedrichs, J.: Methoden empirischer Sozialforschung, Opladen [13]1985, S. 217
207 Cannel & Kahn, zit. n. Friedrichs, J., a.a.O., S. 218

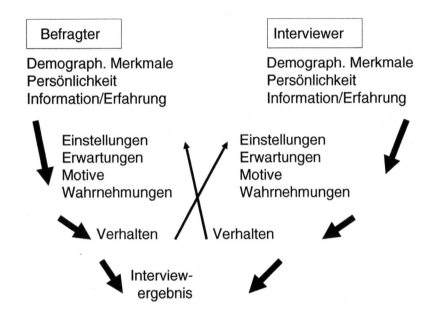

Abbildung 3, nach: Friedrichs, J.: Methoden der Sozialforschung, Opladen [11]1980, S. 218

Da das Interview als 'sozialer Prozeß' zu verstehen ist, fließen sowohl die Erwartungshaltung und Erfahrung, als auch die Wahrnehmungsfähigkeit und das Verhalten etc. des Interviewers und des Befragten in die konkrete Interviewsituation wechselseitig und prozeßhaft ein und beeinflußen somit das Ergebnis des Interviews. Cicourel lehnt, da eben dieser 'soziale Prozeß' innerhalb des Interviews stattfindet und für jede Interviewsituation einmalig ist, die Methode des Interviews ab, weil die Erhebungssituation im Interview nicht vergleichbar ist und somit – streng genommen – auch die Ergebnisse nicht vergleichbar sein können.[208] Dieser Problematik kann – wie weiter unten noch dargestellt wird – mit einem Interviewleitfaden zumindest teilweise begegnet werden.[209]

Qualitative Forschung 'versteht' sich versus der quantitativen als verstehende und nicht als erklärende Forschung.[210] Ziel der Interviews ist es nicht schnell Daten und Fakten zu sammeln und daraus eine scheinbare *Handlungskompetenz* abzuleiten, sondern die Veränderung der Belastungswahrnehmung in der beruflichen Sozialisation des Krankenpflegepersonals zu verstehen und das soziologische Problemfeld 'Belastung' komplex zu erfassen. Aus den gewonnenen qualitativen Daten ist es möglich, zu einer neuen gegenstandsbezogenen Theorie zu gelangen.[211]

3.3 Methodik des Interviewleitfadens

Die Strukturierung des Interviews und die Konzeption des *Interviewleitfadens* erfolgt aus den bestehenden Publikationen zum Thema Streß und Belastungen des Krankenpflegepersonals.[212] Im Hinblick auf im Interview vorkommende Suggestivfragen ist eine ausführliche, in Kapitel 2 dieser Arbeit dargestellte und eine dem Interview und der Konzeption des Interviewleitfadens vorausgehende *Literaturanalyse* notwendig. Für *Suggestivfragen* gilt allgemein: »Je informierter der Interviewer ist, um so eher kann er seine Erwartungshaltung so zum Ausdruck bringen, daß er dem Befragten eine Antwort suggeriert, die dieser auch gegeben hätte, wenn die Frage nicht als Suggestivfrage gestellt worden wäre.«[213] Weiter gilt, daß *informierte Unterstellung* und *informierte Erwartung* des Interviewers kaum einen Einfluß auf die Antworten des Befragten haben oder sogar positiv signalisieren, daß der Interviewer auch in eventuell be-

---

208 Cicourel, A.V., zit. n. Friedrichs, J., a.a.O., S. 220
209 Siehe Abschnitt: Methodik des Interviewleitfadens
210 Vgl. Mayring, P., a.a.O., S. 16
211 Vgl. Glaser, B./Strauß, A.: Die Entdeckung gegenstandsbezogener Theorie: Eine Grundstrategie qualitativer Sozialforschung, in: Hopf, C./Weingarten, E., a.a.O., S. 108
212 Siehe Kapitel »Bisher benutzte Methoden«
213 Richardson, S.A. et al.: Die »Suggestivfrage«. Erwartungen und Unterstellungen im Interview, in: Hopf, C./Weingarten, E., a.a.O., S. 207

rührten Tabu – Zonen aktiv zuhören wird. Dagegen gilt bei Fragen mit nicht informierter Unterstellung und nicht informierter Erwartung, daß es zu Verfälschungen in den Antworten kommen kann; hier liegt also eine *Suggestivfrage* im negativen Sinne vor.[214]

Die Autoren weisen darauf hin, daß der Grad der Ausbildung eines in der soziologischen Forschung tätigen Interviewers kaum einen Einfluß auf die Häufigkeit von Suggestivfragen in einem Interview hat.[215] Sie haben sich mit der ethischen Problematik des Interviews auseinandergesetzt, sind über mögliche Artefakte orientiert, haben sich nach den Kriterien des 'aktiven Zuhörens' geschult und mit Pretests zur Überprüfung des Interviewleitfadens sowie der Kritik der Probeinterviews auf die Interviewsituation vorbereitet.

Im halbstrukturierten Interview soll der *Interviewleitfaden* den Interviewern zur Orientierung dienen, aber die Möglichkeit lassen, auch andere, als aus der Literatur bekannte Informationen und Daten herauszufinden. Im vollstrukturierten Interview dagegen, mit im Leitfaden definitiv festgelegten Fragen, ist der explorative Charakter qualitativer Forschung faktisch nicht mehr vorhanden. Der Interviewleitfaden soll die Interviews miteinander vergleichbarer und die Interviewer handlungskompetenter machen, aber gleichzeitig die Individualität des Befragten berücksichtigen.[216] Durch die Nutzung eines Interviewleitfadens wird den Zweifeln von Cicourel[217] an der Vergleichbarkeit von Interviews Rechnung getragen, indem durch die vorformulierten Fragen eine »Vergleichbarkeit« angestrebt wird. Denn vorformulierte Fragen führen wiederum dazu, daß die Interviewsituation, also der »soziale Prozeß«, zumindest von Seiten des Forschers in einer vergleichbaren Art und Weise verläuft.
So schreibt Erbslöh:

»Typisch für wenig standardisierte Befragungen dürfte der größere Handlungsspielraum für beide Partner sein. Der Interviewer fragt anhand eines Leitfadens und kann bei Bedarf den Gedankengängen des Befragten folgen und unter Umständen völlig neue Gesichtspunkte einbringen, die bei der Konzeption des Leitfadens zunächst gar nicht in Betracht gezogen worden sind. (...) Entscheidet man sich für eine weitgehende Standardisierung, so opfert man der Vergleichbarkeit der Daten aber möglicherweise aus der Einzelsituation heraus gültigere Daten. (...) Die Vor- und Nachteile der verschiedenen Standardisierungsgrade wer-

---

214 Vgl. ebd., S. 208ff.
215 Vgl. ebd., S. 218
216 Vgl. Merton, R.K. und Kendall, P.L., in: Hopf, C./Weingarten, E., a.a.O., S. 184f.
217 Cicourel lehnt – wie bereits dargestellt – die Interviews als Erhebungsmethoden ab, weil das Interview einen »sozialen Prozeß« darstellt, der letztendlich nicht vergleichbar ist. Vgl. daher: Cicourel, A.V., zit. nach Friedrichs, J., a.a.O., S. 220

den in der Literatur auch unter dem Gesichtspunkt des Forschungszieles diskutiert, nämlich, ob es darum geht, Zusammenhänge zwischen Merkmalen zu ermitteln oder eher um quantitative Aspekte, (...)«.[218]

Diese Studie erforscht einen Prozeß, das heißt die Zusammenhänge zwischen veränderlichen Merkmalen, sie soll aber gleichzeitig die Möglichkeit eröffnen, festzustellen, daß dieser Prozeß bei Krankenpflegepersonal zwar individuell verschieden aber gegebenenfalls ähnlich abläuft.

3.4 Vorstellung des konkreten Interviewleitfadens[219]

Die *erste Frage* nach dem Einverständnis zur Tonbandaufzeichnung des Interviews ist standardisiert, also für alle Probanden gleich. Sie dient der juristischen Absicherung der Autoren.

Die *zweite Frage* ist sehr offen formuliert, wird in allen Interviews inhaltlich gleich und formal ähnlich gestellt. Sie soll initiieren, daß die Probanden sich an ihre berufliche Tätigkeit zurückerinnern, diese schildern und mit eventuell empfundenen Belastungen zum jeweiligen Zeitpunkt verknüpfen. Die Probanden reagieren erwartungsgemäß mit ausführlichen Schilderungen ihres Berufslebens, häufig in chronologischer Reihenfolge mit Nennung von Belastungsmomenten, als auch zum Teil mit Belastungen, die für sie bedeutend und präsenter aus der jüngeren Vergangenheit sind.

Die offene und als Orientierungshilfe konzipierte *dritte Frage*, macht es für die Interviewer möglich, auf die Schilderungen der Probanden individuell einzugehen. Das heißt bisher Gesagtes der Probanden zu vertiefen und auf zum Teil unbewußt, ängstlich nicht Gesagtes durch den Terminus 'Andere erzählen ...' intuitiv, Bereitschaft zum Zuhören signalisierend einzugehen.

Die *vierte Frage* dient der Beendigung des Interviews und wird individuell, situationsgerecht, aber inhaltlich adäquat formuliert. Die Frage signalisiert gleichzeitig soviel Offenheit der Interviewer, daß die Probanden noch weitere Belastungen aus der Vergangenheit oder auch unmittelbar aus der Interviewsituation entstandene Belastungen mitteilen können.

Die *fünfte Frage* hat für die Autoren zwei wichtige Funktionen. Sie soll für die Auswertung der Interviews vergleichbare, durch die Probanden selbst angefertigte Graphiken liefern. Gleichzeitig ermöglicht die Beantwortung der Frage den Probanden, durch die kognitive Leistung des Erstellens ihrer 'Belastungskurve' in Zeit-Belastungskoordinaten, Distanz zum Belastungserleben im Inter-

---

218 Erbslöh, E.: Das Interview, Stuttgart 1972, S. 20f.
219 Der Interviewleitfaden befindet sich in der Anlage Nr. 1

view zu gewinnen. Die Belastungskoordinaten werden von den Befragten selbst festgelegt, die Zeitskala ist ihnen vorgegeben.[220]

Abschließend werden die Probanden gebeten, Informationen weder über den formalen noch über den inhaltlichen Verlauf des Interviews an Berufskolleginnen weiterzugeben. Mit diesem Hinweis auf Verschwiegenheit soll eine Verzerrung bei den Befragungen vermieden werden.[221]

Eine Überprüfung des Interviewleitfadens, vor der Durchführung der Interviews, findet in drei Probeinterviews, bei zwei Krankenpflegern und einer Krankenschwester statt. Bei einem Pfleger kommt es durch das kognitive und emotionale Wiedererleben der Belastungen zu einer emotionalen Krise. Diese Erfahrung veranlaßt die Autoren, während der Durchführung der Interviews, einen Supervisor auf Abruf für die Betreuung der Probanden zur Verfügung zu stellen. Gleichzeitig erweist sich der Interviewleitfaden bei den Probeinterviews als sinnvolles und methodisch geeignetes Instrument zur Durchführung der Studie.

3.5 Auswahl der Probanden

Für die Auswahl der Probanden definieren die Autoren folgende Kriterien: Es sollen nur weibliche Krankenpflegekräfte, die auf allgemeinen Pflegestationen tätig sind, interviewt werden, da sie den größten Anteil der Krankenpflegepersonen darstellen.[222] Dieses Kriterium der ähnlichen beruflichen Situation macht neben der Verwendung eines Interviewleitfadens die Ergebnisse der Interviews vergleichbarer.[223] Die Probanden sollen mindestens drei bis maximal sieben Jahre *Berufserfahrung* haben, damit ein sinnvoller, gut zu erinnernder und vergleichbarer Zeitraum für die *retrospektive Introspektion* der Befragten entsteht. Darüber hinaus ist dies der Zeitraum, in dem viele Krankenschwestern den Beruf verlassen, wie aus der Literatur bekannt ist und von daher kritisch zu untersuchen. Es sollen mindestens fünfzehn bis maximal fünfundzwanzig Interviews durchgeführt werden. Diese gering erscheinende Anzahl ist in der

---

220 Siehe Anlage Nr. 2
221 Siehe Auswahl der Probanden
222 Ähnliche Untersuchungen liegen in der Zwischenzeit auch für Mitarbeiter spezifischer Fachabteilungen vor: Waldvogel, B. et al.: Belastungen und Beziehungsprobleme von Ärzten und Pflegekräften bei der Betreuung von AIDS-Patienten, in: *PPmP* 41 (1991), S. 347-353; Ullrich, A.: Krebsstation: Belastung der Helfer, Bern 1987; Herschbach, P.: Psychische Belastung von Ärzten und Krankenpflegekräften, Weinheim 1991; Kylian, H. et al.: Arbeitsanforderungen und physiologische Beanspruchung bei Kinderkrankenschwestern im Pflegedienst, in: *Kinderkrankenschwester* 10 (1991) 7, S. 267ff.
223 Vgl. die Ausführungen zur Auseinandersetzung mit A.V. Cicourel.

qualitativen Sozialforschung üblich, da qualitative und nicht quantitative Ergebnisse Ziel der Studie sind.[224]

Die Probanden werden mittels eines Fragebogens[225] aus Teilnehmern von Kursen der 'Werner Schule' ausgewählt. An den Kursen nehmen 'freie' und 'Rot-Kreuz' Schwestern teil. Die Autoren bewerten die Situation der Probanden außerhalb ihres normalen Arbeitsalltags als günstig, da die Probanden schon formal Distanz zur aktuellen Belastungssituation auf ihren Stationen haben und sich deshalb leichter auf eine retrospektive Introspektion ihrer beruflichen Sozialisation einlassen können. Der Fragebogen wird nach kurzer mündlicher Information zur Fragestellung der Studie, zum Interview, bezüglich der Freiwilligkeit, zur Gewährleistung der Anonymität und Betreuung der Befragten, Mitteilung über die geplante Dauer des Interviews von einer bis eineinhalb Stunden und persönlicher Vorstellung der Autoren in den Kursen verteilt. Nach Rücklauf der Fragebögen werden Termine zum Interview zwischen den Autoren und Probanden individuell und diskret vereinbart. Die Fragebögen werden allen Kursteilnehmern zurückgegeben.

3.6 Interviewsituation und Setting

Die Interviews finden in wohnzimmerähnlichen Räumen der »Werner Schule« statt. Die Räume geben den Rahmen für eine individuelle und zugewandte Begegnung zwischen Interviewern und Befragten, ohne die nötige Distanz zu verwischen. Das Tonbandgerät steht deutlich sichtbar für die Befragten auf dem Tisch, wird von ihnen aber nicht als störend wahrgenommen.

Vor Beginn der Interviews wird die Anredeform 'Du/Sie' nach den Bedürfnissen der Befragten zwischen den Interviewern und den Befragten abgesprochen. Die Mehrheit der Probanden entscheidet sich für das 'Du', die Minderheit für das 'Sie'. Die Anrede hat nach Beobachtungen der Autoren keinen relevanten Einfluß auf die Vergleichbarkeit der Interviewsituation. Während der Interviews wird Kaffee, Tee, Saft oder Mineralwasser angeboten, um eine angenehme Gesprächsatmosphäre herzustellen.

Alle Probanden bestätigen nach dem Interview, daß sie sich gut betreut und im Wiedererleben ihrer Belastungen nicht allein gelassen fühlen, also offen sprechen können. Viele haben nach dem Interview das Erfolgserlebnis, daß ihnen gegenwärtig wird, welche Belastungen sie im Laufe ihrer Berufstätigkeit bereits bewältigt haben.

---

224 Vgl. Mayring, P., a.a.O., S. 19
225 Siehe Anlage Nr. 3

3.7 Interpretationsmethode der Interviews

Eine sinnvolle, nachvollziehbare Interpretation der Interviews durch die vier Autoren wird ermöglicht durch die Transkription der Interviews. Die Autoren interpretieren die Interviews zu zweit, wobei die Zusammensetzung der Interpretationspaare gegenüber den »Tandem-Interviews« diagonal ausgetauscht wird. Sie ermöglichen dadurch, die zur Interpretation notwendige kritische Distanz. Abschließend werden die Ergebnisse der Interpretation von allen Autoren gemeinsam diskutiert und ausgewertet.

Zur Interpretation und *Inhaltsanalyse* sind in der Sozialwissenschaft eine Vielzahl von Methoden beschrieben. Es lassen sich Grundlagen aus dem Bereich der *Hermeneutik* festhalten. Die Entstehungsgeschichte des Materials und das Vorverständnis des Inhaltsanalytikers müssen klar formuliert werden. Die Analyse sollte nicht oberflächlich bleiben, sondern auf Sinnstrukturen zielen.[226]

Ein von der *Fernuniversität Hagen* entwickeltes *Interpretationsschema* eines offenen Interviews erfolgt in drei Schritten:

»1. Schritt: Die Perspektive des Interviewten zu einem bestimmten Thema soll nachvollziehend, beschreibend rekonstruiert werden, seine Interpretationsmuster festgestellt werden. Diese Interpretationen werden den Befragten und Betroffenen auch rückgemeldet.«[227] Dieser Schritt wird von den Autoren bereits im Interview mit einbezogen, durch eine bewußte Kommunikation nach den Kriterien des »aktiven Zuhörens«.[228]

»2. Schritt: Theorien und Kategorien werden nun an den Text herangetragen, in die Sprache des Textes übersetzt, um nun textimmanente Theoriemuster, textgebundene Erklärungen herauszufiltern.

3. Schritt: Diese werden nun aus der Perspektive des Interviewten gewichtet und zu einer subjektiv-gültigen Hierarchie systematisiert. Auch diese Interpretationen werden in diskursiver Verständigung mit dem Befragten validiert.«[229]

Dieses Verfahren bleibt im zweiten und dritten Schritt weitgehend abstrakt, in der Ausführung relativ beliebig und methodisch wenig kontrolliert. Es bietet eine gewisse Richtlinie zur Interpretation, ist aber, da die Befragten in die Interpretation voll mit einbezogen werden müssen, für die Autoren nicht realisierbar und wird nicht weiter in Betracht gezogen.

Eine weitere Methode ist das Verfahren der »Objektiven Hermeneutik«. Auch hier ist der Dialog mit dem Interpretierten zu führen. Dies ist sehr arbeits-

---

226 Vgl. Mayring, P., a.a.O., S. 27
227 Mayring, P., a.a.O., S. 30
228 Vgl. Gordon, T.: Lehrer-Schüler-Konferenz, München 1989, S. 66ff.
229 Mayring, P., a.a.O., S. 30

aufwendig (für eine Seite Protokoll 40 bis 60 Seiten Interpretation), außerdem methodisch zum Teil unbegründet und beliebig.[230] Wegen des hohen Zeitaufwandes und der Fragwürdigkeit einer derart ausführlichen Interpretation, wird diese Methode von den Autoren ausgeschlossen.

Bei der von den Autoren gewählten Interpretation der transkribierten Interviews werden die üblichen Methoden des Interpretierens angewendet:

1. *Zusammenfassung* des Materials, das heißt die Interviews werden durch Abstraktion so reduziert, daß die wesentlichen Inhalte erhalten bleiben.
2. *Explikation*, bei der fragliche Textstellen durch zusätzliches Material erklärt, erläutert und ausgedeutet werden.
3. *Strukturierung* der Interviews, das heißt bestimmte Aspekte aus dem Material werden herausgefiltert, um sie nach vorher festgelegten Kriterien formal und inhaltlich einzuschätzen.

Maßgeblich für die Interpretation von transkribierten Interviews sind folgende Grundsätze der qualitativen Inhaltsanalyse:

»1. (...) qualitative Inhaltsanalyse muß anknüpfen an alltäglichen Prozessen des Verstehens und Interpretierens sprachlichen Materials.
2. Ein Ansatz der Analyse muß die Übernahme der Perspektive des anderen, also des Textproduzenten sein, um eine 'Verdopplung' des eigenen Vorverständnisses zu verhindern.
3. Eine Interpretation sprachlichen Materiales auch durch qualitative Inhaltsanalyse ist immer prinzipiell unabgeschlossen. Sie birgt immer die Möglichkeit der Re-Interpretation.«[231]

Bevor die Inhaltsanalyse eines Textes durchgeführt wird, müssen die Analyseeinheiten festgelegt werden. Es wird unterschieden zwischen *Kodiereinheit*, *Kontexteinheit* und *Auswertungseinheit*, die wie folgt definiert sind. »Die *Kodiereinheit* legt fest, welches der kleinste Materialbestandteil ist, der ausgewertet werden darf (...). Die *Kontexteinheit* legt den größten Textbestandteil fest, der unter diese Kategorie fallen kann. Die *Auswertungseinheit* legt fest, welche Textteile jeweils nacheinander ausgewertet werden.«[232]

In der vorliegenden Studie werden die wesentlichen Inhalte, das heißt alle im Sinne von Lazarus aufgetretenen und von den Befragten beschriebenen Belastungen zusammengefaßt. Vor dem Hintergrund der Literaturanalyse und der in den Interviews genannten Belastungen können die Autoren Auswertungskategorien entwickeln und in einem Jahresschema[233], sortiert in der Reihenfolge

---

230 Vgl. ebd., S.30
231 Ebd., S.32
232 Ebd., S. 48
233 Siehe Abbildung 4

ihres Auftretens, eintragen. Bei fraglichen Textstellen werden die von den Befragten gezeichneten Belastungskurven, die Aufzeichnungen während der Interviews und das Fachwissen der Autoren in der Krankenhausterminologie herangezogen, um diese zu verstehen, zu erläutern und zu interpretieren.

Die Strukturierung der Belastungsmomente ergibt sich aus der Fragestellung der Analyse, also nach ihrem Auftreten und ihrer Veränderung im Laufe der beruflichen Sozialisation. Eine weitere Strukturierung der Inhalte erfolgt nach thematischen Kriterien, das heißt die im Interview genannten Belastungen werden nach Kategorien extrahiert und zusammengefaßt. Die aus der Literaturanalyse entstandenen, theoriegeleiteten Kategorien werden erweitert, wenn durch den explorativen Charakter der Studie neue Kategorien zur Interpretation notwendig werden.

Das folgende Schema verdeutlicht die beschriebene Vorgehensweise der Interpretation der Interviews.

Vorgehensweise der Interpretation

1. Phase: 18 Interviews werden durchgeführt

2. Phase: Transkription der Interviews

3. Phase: Zusammenfassung der Interviews

4. Phase: Explikation der Belastungen

5. Phase: Definition der Belastungsfaktoren

Abbildung 4

Die Darstellung und Diskussion der Ergebnisse erfolgt quantitav, im Sinne einer Hierarchie der Belastungsfaktoren und qualitativ durch den Bezug der Belastungsfaktoren untereinander und ihrer Bewertung anhand der Fragestellung der Analyse. Die Kombination qualitativer und quantitativer Analyse ist in dieser Studie angemessen und macht einen besonderen Reiz qualitativer Forschung aus. »Die Stärken der Qualitativen Inhaltsanalyse liegen dabei in ihrer Systematik, das heißt in ihrem theoriegeleiteten, zergliedernden, schrittweisen, regelgeleiteten Vorgehen. Wo dies jedoch vom Gegenstand und der Fragestellung der Untersuchung her nicht angemessen erscheint, müssen flexiblere, stärker interpretative Techniken gewählt werden. – Die Qualitative Inhaltsanalyse zeigt deutlich die Verbindungslinien und Kombinationsmöglichkeiten mit quantitativen Analyseschritten auf. Sie hilft damit, die unselige, unproduktive, falsche Dichothonisierung[234] qualitativ-quantitativ zu überwinden.«[235] Neueren Überlegungen zur Folge, scheint der Trend der Sozialforschung genau diesen Weg der Integration qualitativer und quantitativer Sozialforschung zu gehen.[236]

3.8 Kritik der Methode

Die vorliegende Studie hat das Ziel, die Veränderungen in der Belastungswahrnehmung bei Krankenpflegepersonal zu analysieren. Im Rahmen dieser Fragestellung ist ein qualitativer Forschungsansatz in Form von Interviews notwendig, weil – wie bereits dargelegt – die quantitativen Untersuchungen über momentan empfundene Belastungen des Pflegepersonals Auskunft geben können, aber keine Informationen darüber zu geben vermögen, wie sich die Wahrnehmung der Belastungen verändert. Sinn dieser Studie ist es aber gerade diesen Aspekt der veränderten Wahrnehmung der Belastungen des Pflegepersonals zu erforschen. Die Möglichkeit einer Erhebung mittels Fragebögen wird von den Autoren diskutiert, aber als nicht adäquate Methode verworfen, da Fragebögen nur eine Istanalyse zur Zeit bestehender Belastungen und nicht deren Veränderungen erfassen. Die Ermittlung des dynamischen Prozesses der Veränderung der Belastungswahrnehmung ist die einzige Möglichkeit, Krankenpflegepersonal im Laufe ihrer Berufstätigkeit adäquat zu betreuen und eventuelle Mißstände gezielt abzubauen, das heißt auch Krankenhausleitungen und Verantwortliche im Gesundheitswesen handlungskompetenter im Umgang mit Krankenpflegekräften zu machen.

---

234 Anm. d. Verf.: Dichotomisierung gleich Zweiteilung
235 Mayring, P.: Qualitative Inhaltsanalyse, Weinheim 1988, S. 101f.
236 Wilson, T.P.: Qualitative »versus« quantitative Methoden der Sozialforschung, *Kölner Zeitschrift für Soziologie und Sozialpsychologie* 34 (1982), S. 487-508

Die Einschränkung der Studie, Krankenschwestern auf Normalstationen zu befragen, ist notwendig, um vergleichbare Daten explorativ zu ermitteln[237]. Es ist davon auszugehen, daß ähnliche berufliche Sozialisationsprozesse auch bei spezialisierteren und/oder männlichen Angehörigen der Berufsgruppe stattfinden. Dieser induktive Charakter der Interpretation der Ergebnisse ist den Autoren bewußt und sollte durch nachfolgende Studien und weitere Interviews validiert werden.

Ein weiteres Spezifikum der Studie ist, daß sie im Rahmen von Pflegeforschung, also relativem Neuland wissenschaftlicher Forschung, durchgeführt wird. Es kann und soll hier nicht diskutiert werden, was unter Pflegeforschung im einzelnen zu verstehen ist und welche Berechtigung Pflegeforschung hat. Pflegeforschung soll hier verstanden werden, als die von Pflegenden selbst unter Aneignung der Methodik und Arbeitstechniken der Sozialwissenschaft und im Kontext von Krankenpflegetheorien durchgeführte Forschung. Den Autoren sind nur wenige qualitative Studien in der Pflegeforschung bekannt, so z.B. die von der Projektgruppe Pflegeforschung des Deutschen Berufsverbandes für Krankenpflege durchgeführte »Nachtwachenstudie«[238,239], oder Sowinski's Studie zum Thema »Ekel in der Pflege«[240, 241] oder – nicht zuletzt – die von Krohwinkel geleitete Studie über die ganzheitlich-rehabilitierende Pflege bei Apoplexpatienten.[242]

Der Mangel an Forschung in der Pflege ist nicht zuletzt bedingt durch den gesellschaftlichen Stellenwert der Pflege und der Pflegeforschung in der Bundesrepublik Deutschland, also ihrem gesetzlichen, hochschulpolitischen und finanziellen Rahmen. Unterstellt man eine bestimmte Persönlichkeitsstruktur bei Personen, die den Pflegeberuf ergreifen, was noch zu untersuchen wäre, so würde ein höherer gesellschaftlicher Stellenwert der Pflege und der Pflegeforschung sicher andere, interessierte Menschen den Beruf ergreifen lassen. Pflegeforschung hat Einfluß auf die Kontinuität und Verbesserung der Pflegequalität und somit letztendlich auf die Reduktion der Kosten im Gesundheits-

---

237 Vgl. Kap.III.5.
238 Projektgruppe Pflegeforschung des DBfK: Die letzten Stunden der Nacht im Krankenhaus aus Sicht der Nachtwache. Internationale Pflegeforschungs-Konferenz, 12th Workgroup Meeting and International Nursing Research Conference, Frankfurt/M. 1989, S. 225f.
239 Bartholomeyczik, S. et al.: Arbeitsbedingungen und Arbeitszufriedenheit von Pflegenden im Nachtdienst, in: *Pflege* 4 (1991) 3, S. 206ff.
240 Sowinski, C.: Seelische Belastungsfaktoren in der stationären Altenpflege aus der Sicht des Pflegepersonals. Internationale Pflegeforschungs-Konferenz, a.a.O., S. 219f.
241 Sowinski, C.: Stellenwert der Ekelgefühle im Erleben des Pflegepersonals, in: *Pflege* 4 (1991) 3, S. 178ff.
242 Krohwinkel, M.: Ist ganzheitlich-rehabilitierende Prozeßpflege in Akutkrankenhäusern umsetzbar?, in: *Pflege* 4 (1991) 2, S. 112ff.

wesen. Hier ist die Regierung gefordert, Maßnahmen einzuleiten, die die deutsche Pflegeforschung auf ein Niveau bringen, das in der EG und im internationalem Vergleich bestehen kann und das dem Industriealisierungsgrad und sonstigen Etat für Forschung und Lehre in einem der reichsten Länder der Welt adäquat ist.[243]

---

243 Siehe auch: Robert Bosch Stiftung (Hg.): Pflege braucht Eliten, *Beiträge zur Gesundheitsökonomie* 28, Stuttgart 1992

4 Darstellung der Ergebnisse

4.1 Einleitung

Um eine Übersicht über die Veränderung der Belastungswahrnehmung zu erhalten bieten sich zwei Formen der Darstellung an, nämlich die zeitliche und die faktorielle Zuordnung der Belastungen.

Die zeitliche Zuordnung, also die Darstellung der Veränderung der Belastungungen anhand einer Zeitschiene, angelegt an die Jahre der Berufszugehörigkeit, ist bei jedem einzelnen Befragten möglich.

Bei der Interpretation der Interviews bestätigt sich, daß Veränderungen der Wahrnehmung der Belastungen im Lauf der Berufszugehörigkeit individuell unterschiedlich ausfallen. Diese Veränderungen gelten für alle Befragten, sind aber nicht unmittelbar an eine Zeitschiene gekoppelt, sondern abhängig von einem Rollenwechsel. Das heißt die Veränderung in der Belastungswahrnehmung findet statt, wenn Krankenschwestern als »Frisch-examinierte« in das Berufsleben eintreten oder bei Stellen- oder Positionswechsel.

Für die Vorstellung der dynamischen Veränderung der Belastungswahrnehmung im Lauf der beruflichen Sozialisation werden die am Ende der Interviews von den Probanden angefertigten Kurven[244] sowie die von den Autoren die zeitlich interpretierten Faktoren ausgewertet.

Die Resultate der einzelnen Interviews sind jedoch nicht direkt vergleichbar, da die Ereignisse die eine Veränderung der Belastungswahrnehmung auslösen (Stellen- und Positionswechsel) nicht bei allen Probanden gleichzeitig auftreten. Diese non-normativen Veränderungen und die daraus resultierenden Belastungen in der Berufstätigkeit sind also nicht direkt, aber sehr wohl in der Qualität vergleichbar. Das einzige zeitlich vergleichbare Ereignis bei allen Befragten ist der Eintritt in das Berufsleben. Dieses Ergebnis ist als normative Veränderung in der Berufstätigkeit zu bezeichnen.

Aus dieser geschilderten Problematik heraus entscheiden sich die Autoren für eine schwerpunktmäßig faktorielle Zuordnung, Darstellung und Diskussion der Belastungen.

Die Liste der herausgefundenen Belastungsfaktoren wird in Abbildung 5 aufgeführt und erläutert:

---

[244] Vgl. Kap.3.4 dieser Arbeit

Belastung tritt auf durch ...

[EF] Probleme beim Einfinden in die Rolle der examinierten Krankenschwester
[VP] vorgesetzte Pflegedienstleitung
[AB] Arbeitsklima mit übrigen Berufsgruppen im Krankenhaus, z.b. Stationsärzte, MTA's, Pflegende in Funktionsabteilungen
[S] Selbstbewußtsein
[BM] ethische und moralische Gewissenskonflikte bei der Patientenbetreuung
[AT] Arbeitsklima im Pflegeteam auf der Station
[R] Schwierigkeiten beim Finden der eigenen Rollenidentität
[EW] schlechte Einarbeitung in neuer Klinik, auf neuer Station und in einer veränderten Position
[L] hohen Arbeitsanfall, der mit zu wenig oder nicht ausreichend qualifiziertem Personal bewältigt werden muß
[PP] Projektion von Problemen und Krankheiten der Patienten auf sich selbst
[VS] vorgesetzte Stationsleitung, stellvertretende Stationsleitung
[P] Störung des Privatlebens, da die Probleme am Arbeitsplatz mit »nach Hause« genommen werden.
[VA] vorgesetzte Ärzte (Oberarzt, Chefarzt)
[O] organisatorische Bedingungen, z.B. bauliche Rahmenbedingungen der Station, des Krankenhauses
[B] Auswirkung des eigenen Berufsbildes auf die Arbeit und Reflexion des gesellschaftlichen Stellenwertes des Pflegeberufs
[KÖ] starke körperliche Beanspruchung
[AZ] Arbeitszeiten im Krankenhaus
[I] Scheitern bei Innovationsversuchen, d.h. der Versuch etwas auf der eigenen Station zu verändern, mißlingt
[PA] Probleme mit Angehörigen der Patienten
[VV] Mitgliedschaft in einem Berufsverband und dessen Präsenz für die Schwester im Krankenhaus
[K] Auswirkungen der eigenen Karriereplanung auf die Arbeitssituation

Abbildung 5

Die aufgelisteten Belastungen ergeben sich durch die Schilderung von beruflich belastenden Situationen oder Faktoren der Befragten. Die Belastungsfaktoren werden von den Autoren bezeichnet unter Hinzuziehung der in der Literaturanalyse ermittelten und beschriebenen Terminologie. Die durch Abkürzungen gekennzeichneten Belastungen werden im folgenden, als 'Belastungsfaktoren' im Sinne von Lazarus aufgeführt, obwohl sie im Einzelnen Belastungssituationen (z.b. Umgang mit Patienten und Angehörigen), Belastungsgegebenheiten (baulich- organisatorische Bedingungen), Belastungserscheinungen (Auswirkungen auf das Privatleben) und Belastungsmomente (bei Konflikten mit Vorgesetzten) sind.

Die Autoren entscheiden sich für die faktorielle Zuordnung, weil das Ergebnis der Studie damit an Reliabilität und Validität gewinnt. Die ermittelten Belastungsfaktoren werden als eindeutige Kriterien dieser Studie festgelegt und anschließend in Kategorien nach Sinnzusammenhang sortiert und nach Nennhäufigkeit in den Interviews ausgezählt.

Die Abbildung 5 gibt bereits die Rangliste der in der vorliegenden Untersuchung dargestellten Belastungen wieder.

Bei der Berechnung der Rangliste wird jeder Faktor pro Interview nur einmal gezählt, selbst wenn die Probanden, zum Beispiel bei häufigen Stellenwechseln diese Belastung mehrfach genannt und empfunden haben. So werden mittels einer qualitativen Untersuchung auch quantitative Daten erfaßbar.

»Die Qualitative Inhaltsanalyse zeigt deutlich die Verbindungslinien und Kombinationsmöglichkeiten mit quantitativen Analyseeinheiten auf. Sie hilft damit, die unselige, unproduktive, falsche Dichothonisierung qualitativ-quantitativ zu überwinden.«[245]

Jede Kategorie wird in sich qualitativ und quantitativ, im Sinne einer Hierarchie der genannten Belastungsfaktoren, ausgewertet und diskutiert. Anschließend werden die einzelnen Faktoren und Kategorien untereinander quantitativ, siehe Abbildung 6 und qualitativ in Bezug gesetzt und anhand der Fragestellung der Studie diskutiert.

---

245 Mayring, P.: Qualitative Inhaltsanalyse, Weinheim 1988, S. 102

Belastungsfaktoren in faktorielle Zuordnung

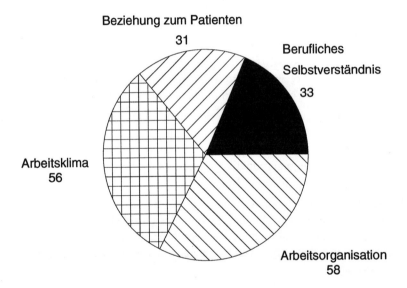

Abbildung 6

4.2 Belastung durch Arbeitsorganisation

Einfinden in die Rolle der examinierten Krankenschwester

Besonders eindrucksvoll bei der Auswertung der einzelnen Faktoren ist die als hoch empfundene Belastung beim Eintritt ins Berufsleben nach dem Examen. Mit Ausnahme einer Befragten schildern alle die Schwierigkeiten bei der Identifikation mit der neuen Rolle. Der Rollenwechsel vom Schülerinnen- zum Examiniertenstatus beinhaltet verschiedene Schwierigkeiten: Übernahme von Verantwortung; Einarbeitung nach dem Examen.

Die größten Probleme werden am ehesten anhand der wörtlichen Zitate der Befragten deutlich. Die Rollenidentifikationsprobleme zu Beginn des Berufslebens gelten für alle Befragten. Ein Hauptanteil der Probleme resultiert aus der plötzlichen Übernahme hoher Verantwortung.

Exemplarisch einige Zitate der Befragten:

»... *erst mal Schülerin und einen Tag später Examinierte, und auf einmal soll man alles können (...) man soll entscheiden (...) in der ganzen Ausbildung (hat man) immer keine Verantwortung getragen (...) und auf einmal trägt man sie, und dieser Sprung, den fand ich also furchtbar. (...) man (...) wird mit Sachen konfrontiert oder auch mit Problemen, mit Fragen, das kann man noch gar nicht entscheiden, ob man nun den Arzt rufen soll oder ob man's nicht soll (...). Wenn ich dann abends von Station ging, noch in Gedanken, dann war eben noch nich' Feierabend, in Gedanken bin ich alles nochmal durchgegangen (...) man kam überhaupt nicht richtig zum Abschalten, vor lauter Angst, weil man ja plötzlich so allein gelassen war (...) hab' ich gedacht (...) stehste mit einem Bein im Gefängnis, wenn Du was vergißt und was falsch machst (...).*«

»*Ich hatte keinen mehr, an den ich mich irgendwie – ja, orientieren konnte (...) ich konnte mich hinter keinem mehr verstecken (...). Also gut, ich hab' in der Schule das gelernt, irgendwelche Handlungen oder Techniken nachzuvollziehen, aber dritten oder 'nem zweiten noch was erklären und das noch besprechen oder wenn Fragen kommen, ich war völlig überfordert.*«

Eine Befragte schildert nachdrücklich die empfundene Doppelbelastung:

»(...) *wenn man Examinierte ist, wird man ganz schön allein gelassen (...) das ist so einmal die psychische Belastung mit dem Elend, den Sterbenden fertig zu werden (Onkologie, Anm.d.A.), und auf der anderen Seite die fachliche Überforderung (...) daß man da Intensivpflege ohne richtige Ausbildung betreibt, und das ist, finde ich, die Hauptbelastung, diese Überforderung (...).«*

Diese Befragte hat nach sechs Monaten das Fach gewechselt, weil sie anfing *»davon zu träumen«.*

Die Probleme der Rollenidentifikation nach dem Examen scheinen durch eine als »gut« empfundene Station im Sinne von guter Zusammenarbeit nicht geringer. Eine Befragte, die gern auf ihrer Station gearbeitet hat, berichtet:

> *»(...) die Belastungen nach dem Examen waren eben wahnsinnig viel Eindrücke, die Verantwortung, die auf einen zukam und man mußte unwahrscheinlich viele Sachen lernen, die man während der Ausbildung so doch nicht gelernt hatte. (...) ich wurde gleich in die Nachtwache gesteckt, nach einer Woche mußte ich gleich Nachtwache machen ...«*

Die letztendlich größte Belastung dieser Schwester: »*... das Arbeiten in der Nacht war für mich eigentlich das Schlimmste.«*

Eine Schwester schildert, daß sie als Schülerin »also zum Schluß hin relativ viel Verantwortung gehabt« und Sicherheit entwickelt hatte. Nach dem Examen wechselte sie die Station und

> *»(...) da war das Chaos perfekt (...) weil es war eigentlich niemand von den alten Schwestern da, weil alle vier krank waren auf längere Zeit, also es waren eigentlich nur wir zwei da (...).«*

Die zweite Kollegin war bald schwanger und sollte eigentlich ihren Urlaub vor dem Mutterschutz angetreten haben, verzichtete darauf und leitete zwei (!) Wochen lang die Frischexaminierte an, die dann bis zur Rückkehr der erkrankten Kolleginnen allein arbeitet und auf der Nachbarstation im Notfall Beratung sucht.

Ähnlich ist der Bericht einer Schwester in einem anderen Interview, in dem sie folgende Situation schildert: Die Frischexaminierte arbeitet mit einer anderen Schwester in der Schicht, die sich um den Schreibtisch kümmert. Die Befragte hat »*so draußen die Station versorgt«.* Kurz darauf fuhr die andere Schwester in den Urlaub,

> *»(...) stand ich da auf einemal vor dem riesigen Schreibtisch und hatte von nichts 'ne Ahnung, da ist irgendwie alles so zusammengebrochen. Dann war ich für den Schreibtisch verantwortlich und für die Schüler und alles auf einmal, und kein Mensch hat mir irgendwie geholfen (...).«*

Interessant erscheint, daß nur wenige Befragte sich über ungenügende Einarbeitung und Anleitung beklagen. Aus einigen Aussagen geht hervor, daß die Frischexaminierten sich selbst für ihre Einarbeitung verantwortlich fühlen oder zumindest eine unzureichende Einarbeitung rechtfertigen:

»(...) es ist eine Belastung in dem Sinn, daß man immer im Hinterkopf hat, hoffentlich hast Du jetzt nichts vergessen, hoffentlich reagierst Du jetzt richtig, hoffentlich machst Du es richtig.«

»(...) für jeden Fehler, den man machte wurde man zusammengeschissen (...) also nach dem Motto, du bist ja zu blöd für alles (...) das erste halbe Jahr war grauenvoll, ich war damals sehr schüchtern noch, sehr unsicher und wurde darin auch noch bestärkt, indem ich ständig hörte, ich bin zu doof, ich fühlte mich völlig überfordert, weil ich eben auch nicht richtig angeleitet wurde (...).«

Eine Schwester wurde von der Stationshilfe 'angeleitet' von der sie sagt,

»(...) die ist inzwischen wesentlich wertvoller als eine Schwester (...) die hat mich eben so angeleitet, angelernt, erstmal die räumlichen Sachen und so, das hat die mir alles gezeigt, und auch so gewisse Sachen, wie machen wir das hier so und so ...«

Sehr deutlich schildert eine andere Schwester die Situation nach dem Examen:

»(...) man war so ins kalte Wasser geschmissen und mußte zusehen, wie man dann auch mit den vielen Dingen fertig wurde, erstens mal mit dem Umgang mit den Ärzten, die Visiten, das Ganze dann eben auch, ich wurde im Grunde auch nicht angeleitet, ich machte einfach alles, und wenn irgendwas fehlte oder irgenwas verkehrt war, dann wurde es mir halt gesagt, mehr oder weniger auf 'ne feine Art und Weise (...).«

Eine Schwester, die sich selbst als ehrgeizig bezeichnet, geht auf ihre Weise mit der Situation um; vier Wochen nach dem Examen mußte sie

»(...) die Station schmeißen, mit 'ner Schülerin« (...) (wollte) »abends nicht von der Station weggehen und am nächsten Morgen hinkommen, und dann 'nen dicken Rüffel kassieren, weil ich alles mögliche vergessen hatte, und ich war unheimlich lange dann abends immer auf der Station, und bin dann nach Hause gegangen und habe mich ganz schlecht gefühlt, weil ich wirklich Panik hatte, daß (...) die Stationsschwester (...) mich dann wieder anmault (...).«

Zwei der Befragten waren zufrieden mit ihrer Einarbeitung, eine empfand Rücksicht der Kollegen auf ihre neue Rolle [Int.5,11,16]. Einen deutlichen Wunsch nach Anleitung und Einarbeitung formulierten zwei Befragte.

Eine unvorhersehbare Situation ergab sich für eine Befragte, die vier oder sechs Wochen lang die Station alleine führen mußte »(...) daß ich gar nicht wußte, was führen heißt (...)«, hinzu kam die Verantwortung für die Schüleranleitung und den Stationsarzt, den sie im nachhinein als nicht kompetent bezeichnet »(...) der also auch noch fragend dastand (...)«. Zu einem späteren

Zeitpunkt im Interview erklärt diese Schwester ihre Überforderung genauer - sie nennt es Unsicherheit und meint die Diskrepanz zwischen vorhandenem theoretischen Wissen und fehlender praktischer Erfahrung:

> »(...) unheimlichen Unsicherheitsfaktor, auch ein Angstfaktor, was ist, wenn du einen Fehler machst, wenn Du es nicht weißt und wenn keiner da ist, den Du fragen kannst, (...) ich trau mich auch nicht (zu fragen), weil eigentlich muß ich es ja wissen, solche Sachen, so diese ganzen persönlichen Anforderungen (...).«

Die hier angeführten Zitate geben ein deutliches Bild über die Situationen, in denen sich die Frischexaminierten befinden und die sich durch 95 % der Interviewaussagen wie ein roter Faden ziehen. Alle Äußerungen werden spontan gemacht, obwohl nicht ausdrücklich danach gefragt worden ist. Viele Befragte berichten nach der Initialfrage aus ihrer beruflichen Biographie oder erinnern sich an Ereignisse in der Anfangszeit nach dem Examen. Die Anfangsbelastung 'Übernahme von Verantwortung' dauert in der Regel einige Monate; von einer mehr als sechs monatigen Belastung wird nicht berichtet. Bei der Auswertung der Belastungskurven[246] zeigte sich, daß die Sicherheit in der Fachkompetenz später erreicht wird, als die Sicherheit im Tragen der Verantwortung.

Für einige Schwestern ergeben sich in den ersten Monaten neue Belastungsfaktoren, z.B. durch Positions-, Stations- oder Krankenhauswechsel. Drei Schwestern wurde bereits in der Einarbeitungsphase die Führung einer Station übertragen. Für die Betroffenen bedeutet dies, sich innerhalb kürzester Zeit mit einer weiteren, nämlich der Führungsrolle indentifizieren zu müssen und neue Verantwortung zu übernehmen.

Schlechte Einarbeitung bei Wechsel

Hier werden die Belastungen, die durch schlechte Einarbeitung in der neuen Klinik, Station oder veränderten Position von den Befragten empfunden werden, dargestellt.

Elf der achtzehn Befragten geben an, Probleme beim Stellenwechsel im Sinne von schlechter Einarbeitung zu haben. Die empfundene Belastung erscheint ähnlich den Problemen, die die Befragten als Frischexaminierte hinsichtlich der Einarbeitung schildern. Zum Teil wird hier auch die Rollenproblematik deutlich, z.B.

> »(...) Die Schüler im ersten Kurs (...) die konnten mir zum Teil was zeigen, also da wurde ich nochmal irgendwie richtig zurückgeworfen, so hatte ich das Gefühl, so richtig zurückgestuft. (...) das bißchen Sicher-

---

[246] S. Kap 3.4

heit, was ich in dem ersten Jahr erarbeitet hatte, (war) eigentlich erstmal wieder weg ...« Die Schwester *»(...) wurde (...) ziemlich schnell in ein Intensivzimmer gesteckt (...) hab' ich ja keine Ausbildung dafür gehabt und fühlte mich total überfordert (...) aber es war auch so belastend, daß ich ja da praktisch für Intensivpatienten zuständig war (...) nicht richtig angelernt war. Das war also auch nur Streß, weil da war man auch ganz allein (...).«*

Eine andere Schwester schildert ihre Situation, in der sie unvorbereitet nach ungefähr einem halben Jahr die Stellvertretung der Stationsleitung übernimmt. Der plötzliche Wechsel ergibt sich durch den Ausfall von fünf Kolleginnen durch Schwangerschaft oder Mutterschutz, darunter auch die Stationsleitung. Die Schwester schildert:

»(...) ich stand ja ein halbes Jahr da und hatte die Station mit fünf fehlenden Leuten und wußte weder ein noch aus, eine Katastrophe und das war auch so meine schlimmste Zeit (...)«.

Später wird die Aussage noch einmal verschärft:

»(...) also das war die schlimmste Zeit meines Lebens, dieser plötzliche Einsatz als Stationsschwester (...). Zwei Jahre bis das dann so einigermaßen wieder ging, das möchte ich nie mehr erleben, nie mehr.«

Kurz und prägnant berichtet eine weitere Befragte von dem Wechsel auf eine neue Station, wo sie als Stellvertretung eingesetzt wurde:

»(...) einfach ins kalte Wasser geschmissen ... (das war) ... ein paar Monate wirklich ein Balanceakt (...)«.

Hinzu kam, daß die Stationsleitung wechselte und die neue Stationsschwester von der Befragten eingearbeitet werden mußte.

Ein anderes Problem beim Stellenwechsel schildert eine weitere Befragte. Nach eineinhalb Jahren Stationsleitung wechselt sie auf eine andere Abteilung, ebenfalls in leitende Position. Hier findet keine Einarbeitung oder Anleitung statt, sie kennt weder die Räumlichkeiten, noch die Organisation der neuen Station. Als Belastung wird diese Situation nicht geschildert, aber eine der neuen Kolleginnen neidet ihr die Stelle, so daß das Verhältnis nicht so gut ist.

Die empfundenen Belastungen beim Eintritt ins Berufsleben und/oder bei Stellen- oder Positionswechsel beruhen häufig auf ähnlichen Ursachen und werden deshalb gemeinsam diskutiert. Auffällig bei dieser Untersuchung ist der Stellenwert dieser Problematik; die Spontanität und Intensität der Aussagen der Befragten machen deutlich, in welche Krise sie bei ihrem ersten Stationseinsatz nach dem Examen oder bei einem Stellenwechsel geraten können.

Nach dem Kenntnisstand der Autoren gibt es nur wenige Untersuchungen, die sich mit dem Belastungsfaktor »Einarbeitung und Rollenidentifikation neuer Mitarbeiter« befassen. Eine Untersuchung, die zumindest die 'unzureichenden Einführungs- und Orientierungshilfen im Hause' erwähnt, wurde von Buser[247] durchgeführt. In Form von Gruppengesprächen wurde dieses Problem als 'Hinweis für Schwierigkeiten im Pflegedienst' als eins von neun Problembereichen ermittelt[248]. Die von den Schwestern erlebten Belastungen im Zusammenhang mit der neuen Berufsrolle sind erheblich und weisen eine breite Vielfalt auf. Die hohe Verantwortung als Frischexaminierte, die von einem Tag auf den anderen zu übernehmen ist, beschreibt nahezu jede der Befragten.

Je nach dem, welche Situation sie in ihrem Arbeitsbereich vorfindet, ist das Gefühl hohe Verantwortung übernehmen zu müssen, gekoppelt an andere Probleme. Einige Schwestern sind schon bald allein für ihre Schicht – oder aus der (Personal-)Not heraus sogar für die ganze Station – zuständig. Sie müssen sich zusätzlich mit Schüleranleitung befassen, einerseits weil dies zum Ausbildungsauftrag der Krankenhäuser und damit der Stationen, auf denen die Schüler eingesetzt sind, gehört, andererseits weil sie auf gut 'funktionierende' Schüler angewiesen sind.[249]

Fehlende praktische Erfahrung, persönliche und fachliche Unsicherheit verursachen im Umgang mit Schwerkranken Konflikte und schweres Belastungsempfinden. Das schlechte Gewissen, den Bedürfnissen der Patienten nicht gerecht werden zu können, erschwert die Einarbeitungssituation und überfordert Berufsanfänger zusätzlich im ethisch-moralischen Bereich.

Die Gewissenskonflikte, das Kennenlernen der Kollegen und Ärzte und das Erfassen des Arbeitsablaufes und der Organisation der neuen Station belastet die Schwestern dermaßen, daß viele Probleme nicht bewältigt werden und das Privatleben beeinträchtigt wird. »Heulen, Zittern, schlimme Träume« und die Angst, am nächsten Tag »einen drauf zu kriegen« kennzeichnen den Seelenzustand der Frischexaminierten.

Der lapidare Hinweis, alle Neuanfänger hätten diese Probleme (»(...) da müssen sie durch (...)«; Kommentar einer Pflegedienstleitung) stellt für den Betroffenen sicher keine Hilfe dar. Hier gilt es, anzusetzen und zu überlegen, wie junge Schwestern gestützt, begleitet und fachlich qualifiziert werden können. Im Hinblick auf die hohe und früh einsetzende Fluktuation scheint es besonders wichtig, Berufsanfängern den Einstieg zu erleichtern und ein Sicherheitsgefühl aufzubauen.

---

[247] Buser, K. et al.: Humanität im Krankenhaus – auch für die im Krankenhaus beschäftigten? In: *Das Krankenhaus* (1983) 1, S. 21
[248] Vgl. ebd., S. 21
[249] S. auch: Melia, K.K.: Arbeit erledigen oder lernen zu pflegen? In: *Pflege* 1 (1988) 2, S. 131-137

Aus der Befragung geht hervor, daß sich viele Berufsanfänger gar nicht erst an ihre Vorgesetzten (Stationsleitung, Oberschwester, Pflegedienstleitung) wenden, sondern versuchen, diese erste Hürde selbst zu bewältigen.

Aus eigener und der Erfahrung von Berufskollegen ist bekannt, daß bei Pflegekräften die kurz vor dem Examen auf ihrer späteren Station gearbeitet haben, viele Problem fortfallen. Sie kennen den Ablauf, die Kollegen, die Patienten mit ihren Krankheiten und andere organisatorische Faktoren, wie Räume, Wege usw. Sie haben sich 'lediglich' mit der Rollenidentifikation als Frischexaminierte zu befassen. Die Belastung wird weit geringer empfunden.

Eine der Befragten hat nur geringe Probleme sich in die Rolle der Frischexaminierten einzuarbeiten. Sie ist in einem Haus mit Bereichspflege ausgebildet worden und hat dort bereits als Schülerin gelernt verantwortlich – aber begleitet – Entscheidungen zu treffen.

An dieser Stelle sei noch beispielhaft auf die bislang gültige Ausbildungsbzw. Prüfungsregelung in den »neuen Bundesländern« hingewiesen: Die 3jährige Krankenpflegeausbildung endet mit ihrem theoretischen Teil nach dem fünften Semester, wo eine einheitliche Abschlußprüfung stattfindet. Daran schließt sich ein 24wöchiges Berufspraktikum an, währenddessen die praktische Prüfung abgenommen wird.[250] Die Besonderheit daran ist, daß das Praktikum auf der künftigen Station stattfindet. Auf diese Weise werden Berufsanfänger auf ihre spätere Tätigkeit vorbereitet und haben die Chance, bereits während der Ausbildung Sicherheit zu gewinnen. Diese Möglichkeit ist aus formellen Gründen nicht ohne weiteres übertragbar und vergleichbar, stellt aber eine Art der Hilfestellung für die Frischexaminierten dar.

Es bleibt Aufgabe der Verantwortlichen zur Einarbeitungsproblematik Stellung zu beziehen und in der Diskussion Lösungswege aufzuzeigen.

Arbeitslast

Dieser Faktor bezeichnet Belastungen durch einen hohen Arbeitsaufwand, der mit zu wenig oder nicht ausreichend qualifiziertem Personal bewältigt werden muß. Bei zehn von achtzehn Befragten wird die hohe Arbeitslast durch qualitativen oder quantitativen Personalmangel als Belastung empfunden. Nicht mitgezählt sind hier die Äußerungen der Befragten, die auch zu wenig Personal haben, dies aber nicht als Belastung ansehen. Wie sich noch herausstellen wird, überdeckt häufig ein Problem ein anderes bzw. sind Problemhäufungen bei einer Betroffenen anzufinden.

---

250 Vgl. Studienplan für die Fachrichtung Krankenpflege. Zentrales Fachkomitée Krankenpflege und Institut für Weiterbildung medizinischer Fachkräfte, Potsdam 1988

Es wird nicht die Arbeitslast als solche belastend empfunden, sondern die Auswirkungen auf die eigene Person. Es entstehen Gewissenskonflikte, wenn sich eine Schwester krank fühlt und zu Hause bleibt, während andere ihren Dienst übernehmen müssen:

»(...) *man traut sich auch nicht, mal einen Tag zu Hause zu bleiben um eine Angina oder irgendetwas auszukurieren, eher springt man noch ein Wochenende ein und noch ein Wochenende, man macht zwischendurch mal Doppelschicht, weil irgendetwas ist, und irgendwie mit gutem Gewissen jetzt mal fernzubleiben, das wär schön* (...).«

Von einer »total heruntergewirtschafteten Station« berichtet eine andere Schwester

»(...) *es wurde schlimmer und schlimmer* (...) *es war ganz, ganz schlimm* (...) *also wahnsinnig schwer* (...) *die absolute Hölle* (...).«

Dieser Personalengpaß wurde beseitigt, indem von jeder Station eine Pflegekraft abgezogen und auf dieser Station eingesetzt wurde; eine Möglichkeit, die wohl ...![251]

Wenig kooperativ verhalten sich auch die Ärzte im Zusammenhang mit Personalknappheit:

»(...) *die Ärzte* (...) *meinten* (...) *sie können nichts dafür, daß es einen Pflegenotstand gibt* (...).«

Besonders schwerwiegend wird die Arbeitslast, wenn bei der knappen Personalsituation die Unterstützung und das Verständnis der Vorgesetzten vermißt wird. Eine deutliche Aussage einer Befragten, die gern ihrer Arbeit nachgeht und die Gruppenleitungsfunktion ausübt, bestätigt dies. Die empfundene Belastung, bedingt durch Personalmangel schildert die Betroffene folgendermaßen:

»(...) *die körperliche Belastung* (...) *und natürlich auch nervlich, man konnte auf die Leute nicht mehr eingehen, weder auf die Mitarbeiter, da gabs dann Streit oder Unruhe, je nach dem, und natürlich auch nicht auf die Patienten* (...) *es war nichts mehr da, was du hättest geben können für die Leute, es war nichts mehr da, das hat sich dann* (...) *gesteigert im Laufe der ersten zwei Jahre* (...).«

Hier kommt die Hilflosigkeit der Schwester voll zum Ausdruck, noch verstärkt durch den »... dauernden Streß mit den Ärzten ...« – also auch andere Berufsgruppen im Krankenhaus beeinträchtigen die Arbeitssituation wiederum besonders negativ, wenn kein Verständnis aufgebracht wird. Der Bitte, keine

---

251 Hier handelt es sich um das Stilmittel eines Anakoluth's [gr. (sprachwissenschaftlich: Satzbruch) Duden]

schwerpflegebedürftigen Patienten mehr zu übernehmen, wird nicht entsprochen, im Gegenteil:

»(...) *die wurden nur einfach vor die Tür gestellt* (...) *es war überhaupt nicht angenehm für die Patienten* (...).«

Noch einmal beteuert die Schwester, wieviel Spaß ihr die Arbeit macht und daß sie in bestimmten Situationen lieber lachen als heulen möchte. Diese Aussage erscheint im Sinne der 'sozialen Erwünschtheit' zu erfolgen und spiegelt nicht die echte Situation der Betroffenen wider.

»(...) *aber wenn's so überhand nimmt und man eigentlich in keine Richtung mehr kompensieren kann* (...) *dann wird man halt abgeschlafft und hat Kopfweh* (...).«

Eine isolierte Auswertung des Faktors »Arbeitslast« ist nicht möglich. Keine der Befragten beklagt sich über viel oder zuviel Arbeit. Alle Befragten leiden darunter die Arbeit durch den Personalmangel nicht zu ihrer Zufriedenheit erledigen zu können. Der Anspruch, zumindest sicher pflegen zu wollen, ist sehr hoch, aber aufgrund der Personalsituation können die Pflegenden ihm nicht nachkommen.

Obwohl viele Schwestern nicht mit entsprechenden Kompetenzen ausgestattet sind, übernehmen sie neben der Verantwortung für die Patienten auch noch die Verantwortung für eine möglichst konfliktfreie Zusammenarbeit mit anderen Berufsgruppen, die Schüleranleitung, einen reibungslosen Stationsablauf usw.

Natürlich müssen Prioritäten gesetzt werden, aber das

»(...) *gelingt nicht immer mit gutem Gewissen* (...) *manchmal bin ich abends nach Hause und hab' das Gefühl gehabt, eigentlich hättest Du noch viel mehr machen können* (...).«

Interessant im Vergleich mit der Nennhäufigkeit des Faktors 'Arbeitslast' in anderen Studien gegenüber der vorliegenden Untersuchung ist die Position in der »Rangfolge« der Belastungsfaktoren. In Widmers Untersuchung[252] rangiert die Arbeitslast an vierter Stelle, was der »Rangfolge« in dieser Untersuchung etwa entspricht. Es ist in der Tat erstaunlich, daß auch Widmer ein ähnliches Ergebnis vorlegt, weil bei vielen anderen Untersuchungen die Arbeitslast an 1. Stelle genannt wird.

---

252 Widmer, M.: Streß, Streßbewältigung und Arbeitszufriedenheit beim Krankenpflegepersonal, Aarau 1988, S. 120, 162

Körperliche Beanspruchung

Zu stark körperlich beansprucht fühlen sich nur vier der befragten Schwestern. Dies erstaunt um so mehr, als in anderen Untersuchungen[253] die schwere körperliche Arbeitslast weit vorn in der Rangordnung plaziert ist[254, 255, 256, 257, 258]. Ausdrücklich geklagt über die körperliche Arbeit hat keine der interviewten Schwestern. Im Gegenteil, eher werden beispielsweise Rückenschmerzen bagatellisiert:»... die hat sowieso jeder hier ...« Eine Schwester hat sogar ein Magengeschwür entwickelt durch den Streß, dem sie ausgesetzt war; dies wird jedoch nur am Rande erwähnt. Für den körperlichen Belastungsfaktor gilt wie für viele andere Faktoren auch der Einfluß auf andere Bereiche, z.b. auf das Privatleben:

»(...) nach der Arbeit (war ich) ziemlich kaputt immer, und eben körperlich auch. Man hatte wenig Lust irgendwas nebenbei zu machen (...) ich hatte Beziehungsprobleme, das war wahrscheinlich auch dadurch ...«

Als Ursache für die Last wird hier die Personalknappheit genannt, die in den letzten Jahren immer schlimmer wude.

Disziplinabhängige körperliche Mehrarbeit wird nur von einer befragten Schwester erwähnt.

Bei diesem Faktor wird deutlich, daß das Empfinden der körperlichen Belastung eine Auswirkung bzw. Folge aus anderen belastenden Situationen ist und nicht, wie häufig vermutet wird, eine Ursache für berufliche Unzufriedenheit. Dies folgern die Autoren aus der Tatsache, daß reine körperliche Beschwerden nicht thematisiert werden. Allerdings steigt die Zufriedenheit, wenn die Bedingungen zur Arbeitserleichterung erfüllt werden. Ist z.B. eine Klinik mit höhenverstellbaren Betten, Liften und anderen Hilfsmitteln ausgestattet, erkennen die Pflegekräfte dies dankbar an und empfinden eine Aufwertung ihrer Arbeitsleistung.

Nützlich sind diese Hilfsmittel aber nur, wenn die räumlichen und personellen Bedingungen gegeben sind. Das heißt, ein Patientenlifter stellt

---

253 Orendi, B.: Zur Situation des Pflegepersonal in der Schweiz – Ergebnisse einer Repräsentativbefragung, in: *Das Krankenhaus* (1988) 8, S. 437f.
254 Siehe auch: Bartholomeyczik, S. (Hg.): Beruf, Familie und Gesundheit bei Frauen, Berlin 1988; Buchenberger, J., Fahrni, M.: Arbeitsbedingungen und gesundheitliches Befinden – Beurteilung durch Erwerbstätige in der Schweiz, Bern 1990
255 Vgl. Fuchs, J. et al., a.a.O., S. 50ff.
256 Heck, H. et al., a.a.O., S. 76f.
257 Bausinger-Arkomanis, S. et al., a.a.O., S. 29ff.
258 Stößel, U. et al.: Arbeitsbedingte Belastungen und Erkrankungen beim Krankenhauspersonal, in: Laaser/Sarsen/Murza/Sabo (Hg.): Prävention und Gesundheitserziehung, Berlin 1987

keine Arbeitserleichterung dar, wenn das Patientenzimmer zu klein ist oder das Bedienungspersonal fehlt.

Belastung durch schlechte organisatorische Bedingungen

Die Autoren sind verwundert, wie häufig (39 % der Nennungen) organisatorische Belastunsbedingungen erwähnt werden. In erster Linie handelt es sich um bauliche Rahmenbedingungen, das Fehlen von Abstellräumen, weite Wege, Flure auf denen Betten ausgewaschen und verschiedene Tee-, Essens- und sonstige Wagen aufbewahrt werden. Zum Teil schämen sich die Schwestern über das häßliche 'Outfit' ihrer Station:

»*(...) unheimlich langer Gang (...) wo die Zimmertüren liegen, befinden sich fünfzehn zugeputzte Löcher, nicht mal überstrichen (...) sieht also verheerend aus (...) unheimlich düster, (...) uns Schwestern hat das keinen Spaß gemacht (...).*

Eine baulich-organisatorisch bedingte Belastung ergibt sich für eine andere Schwester. Ihre Station liegt auf dem Krankenhausgelände so weit abseits, daß der diensthabende Arzt vier bis fünf Minuten braucht, um vom Bereitschaftszimmer den Weg zur Station im Laufschritt zurückzulegen. Erschwerend kommt die Erreichbarkeit über Funk hinzu, eine zehnstellige Funknummer, so daß der Notruf über die Telefonzentrale schneller geht als per Funkruf. Es ist nicht schwer vorstellbar, wie den Schwestern im Nachtdienst auf dieser Station zumute ist.

Andere bauliche Bedingungen, die in den Interviews erwähnt werden, sind lange und umständliche Wege zu den Funktionsabteilungen, lange Wartezeiten vor den Aufzügen usw. Zum Teil kann hier sicher durch verbesserte Arbeitsablauforganisation Abhilfe geschaffen werden.

Erschreckend ist die Tatsache, daß immer wieder die Pflegekräfte diese Schwachstellen kompensieren müssen und aufgrund organisatorischer Rahmenbedingungen im Kreuzfeuer zwischen Patienten, Ärzten, Funktionsabteilungen, Verwaltung usw. stehen.

»*(...) dann schreit die Anästhesie, wir sollen den Patienten holen, weil da auch alles voll ist, und wir weigern uns halt strikt (...).*«

Ein weiteres Beispiel schildert eine Schwester, die den Dienstplan zu Hause schreibt – diese Tatsache ist an sich nicht ungewöhnlich, viele tun das, weil sie dort mehr Ruhe haben – aber die o.g. Schwester hat nicht einmal einen Arbeitsplatz, an dem sie ihrer Pflicht nachkommen kann.

Belastung durch Arbeitszeit im Krankenhaus

In der vorliegenden Untersuchung erscheint das Arbeitszeitproblem wesentlich weniger gravierend, als in anderen Untersuchungen.[259]

Nur eine Schwester berichtet von »wahnsinnig vielen Überstunden« durch Personalmangel – hier gibt es auch eine erhebliche Beeinträchtigung des Privatlebens – für private Aktivitäten bleibt kein Raum, weil sie

»(...) *nach der Arbeit kaputt* (war) *immer* (...).«

Zwei weitere Befragte geben an, daß durch den Schichtdienst private Wünsche, wie VHS-Besuche, nicht möglich sind. Dies wird aber nicht als Belastung angesehen, sondern lediglich als Tatsache erwähnt. Eine Schwester hat gelegentlich Schlafprobleme durch den Schichtdienst.

Eine Befragte schildert sogar die Vorteile des Schichtdienstes. Sie hatte zwischenzeitlich in der 5-Tage-Woche gearbeitet und die Vor- und Nachteile gegeneinander abwägen können.

Auffällig ist die hohe Zufriedenheitsrate beim Faktor Arbeitszeitregelung. Pflegekräfte, die an der Dienstplangestaltung mitwirken und/oder Wünsche äußern können, finden ihre Arbeitszeiten nicht belastend.

Ebensosehr erstaunt bei dieser Untersuchung die Tatsache, daß sich keine der Befragten über häufiges Einspringen oder Diensttauschen belastet fühlt. Im Vergleich zu anderen Belastungsfaktoren, die sehr spontan genannt werden ist der Faktor Arbeitszeit ein geringes Belastungsmoment.

4.3 Belastung durch die Organisations- und Interaktionsstruktur

Sowohl die sozialen Beziehungen am Arbeitsplatz mit Kollegen, Vorgesetzten und Unterstellten als auch die arbeitsorganisatorisch bedingte Kooperation werden in der arbeitspsychologischen Literatur als wichtig für die Arbeitsplatzzufriedenheit diskutiert.

Ebenso können Merkmale der Organisation selbst Ursachen der Belastungswahrnehmung sein:

»Hierzu zählen Bedingungen, die Ausdruck organisations- bzw. betriebspolitischer Eigenschaften sind: (...), formelle und informelle Delegationsmuster ('Führungskonzepte'), Informationspolitik; Eigenschaften also, die häufiger recht vage unter dem Titel 'Betriebsklima' oder 'Organisationsklima' subsumiert werden.«[260]

Zu diesen Belastungsbedingungen zählen die Autoren folgende von den Befragten als belastend wahrgenommenen Faktoren:

---

[259] Vgl. Deutsche Angestellten Gewerkschaft (Hg.), a.a.O.
[260] Udris, I.: Streß in arbeitspsychologischer Sicht, in: Nitsch, J.R., a.a.O., S. 412

Belastungen durch Pflegedienstleitungen

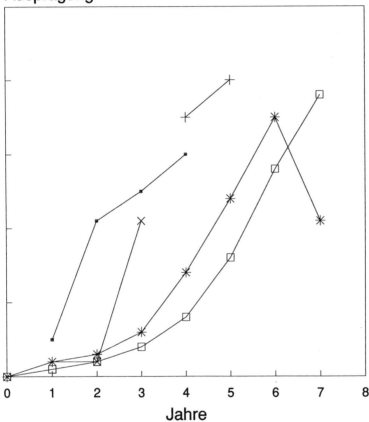

Abbildung 7

1. Beziehung zu den (weisungsbefugten) Vorgesetzten[261] wie:
   - die Pflegedienstleitung
   - die Ärzte (Stationsarzt, Oberarzt, Chefarzt)
   - die Stationsleitung
2. Die Beziehung der Mitarbeiter einer Station untereinander sowie der Kontakt und die Kooperation mit anderen Berufsgruppen des Krankenhauses.

Vorgesetzte Pflegedienstleitung

Die Pflegedienstleitung als weisungsbefugte und fürsorgepflichtige Vorgesetzte des eigenen Berufsfeldes hat sehr großen Einfluß auf die Befindlichkeit der Krankenschwester (Abbildung 7). Lediglich für vier unserer Interviewpartnerinnen hat sich während der Zeit ihrer Berufstätigkeit keine Belastung im direkten Zusammenhang mit der Pflegedienstleitung ergeben.

Am Ende des Interviews zeichneten die Befragten die Belastungskurven, die durch die Pflegedienstleitungen entstanden sind. Deutlich wird sichtbar, daß die Belastungen im Laufe der Jahre sogar zunehmen.

Das bestätigt, daß die Art der Führung entscheidend ist für die Zufriedenheit der Mitarbeiter. Ein geeignetes Führungsverhalten hängt sowohl von der Persönlichkeit als auch der Qualifikation des Führenden ab. R. & G. Stroebe sprechen von der 'Äußeren' und der 'Inneren Autorität': »Äußere Autorität ist gleichsam von Amts wegen und kann sehr leicht mit autoritärem Verhalten gekoppelt sein. Innere Autorität basiert auf einem Verhalten, das zur Achtung durch die Mitmenschen führt.«[262]

Ein Merkmal der Qualifikation ist die abgeschlossene Weiterbildung zur Pflegedienstleitung, wobei die Teilnahme an einer solchen Weiterbildung auch Anstoß zu einer Persönlichkeitsveränderung geben kann.

Die Autoren hörten Erstaunliches:

»(...), *die Pflegedienstleitung vom Krankenhaus, die ist eigentlich Lehrerin, die hat überhaupt keine Krankenpflegeausbildung, und arbeitet da als Pflegedienstleitung.*«

In einem weiteren Fall mag auf den ersten Blick die mangelnde Qualifikation nicht so evident erscheinen:

»(...), *sie war vorher dreißig Jahre lang Schulschwester ... und als Unterrichtsschwester war sie echt super.* (...) *Sie* (als PDL) *konnte nichts*

---

261 Eine gewisse Sonderstellung nimmt die in zwei Fällen als belastend empfundene Zugehörigkeit zu einem Berufsverband ein.
262 Vgl.: Stroebe, R. & G.: Grundlagen der Führung: mit Führungsmodellen, Arbeitshefte zur Führungspsychologie, Heft 2, Heidelberg ⁵1987, S. 12

organisieren, überhaupt nicht. (...) Also die Zeit war ganz, ganz schlimm.«

Dann mag es fast nicht mehr verwundern, wenn für längere Zeit die Pflegedienstleitung gar nicht besetzt ist.

»Zu der Zeit hatten wir gar keine Oberschwester, das war halt das Problem, wir haben nur eine, die das kommissarisch gemacht hat, die hat immer gesagt, sie redet da nicht rein und sie mischt sich nicht ein, und außerdem ist sie für uns gar nicht zuständig und hat schrecklich viel Arbeit (...).«

Diese Beispiele sind ausdrucksstarke Zeugnisse des Stellenwertes des Pflegedienstes in der Betriebsphilosophie[263], die die Besetzung der Stelle der Pflegedienstleitung entscheidend beeinflußt.[264] Unter diesem Gesichtspunkt sind ebenfalls die unten folgenden Äußerungen zu betrachten. Denn auch bei wahrscheinlich vorhandener Qualifikation – zumindest wurde darüber keine weitere Aussage gemacht – verhindert die Art der Mitarbeiterführung der Pflegedienstleitung »eine Entfaltung der Persönlichkeit und der persönlichen Beiträge«[265] der Mitarbeiter. Dieses fordert die sozialwissenschaftlich geprägte Organisationsentwicklung. Laut Herschbach beklagen Pflegende besonders die »mangelnde Anerkennung von Vorgesetzten.«[266]

Die Aussage der Befragten spricht für sich:

»Wir mußten dabei assistieren, mit vor- und nachbereiten und alles machen. Und die Oberschwester bei uns ist davon ausgegangen, daß da OP-Schwestern kommen und das machen und hat sich dann gewundert, daß wir so stöhnen, daß wir soviel zu tun haben,... Und da hab ich auch gedacht, wie, um Gotteswillen, also, das fand ich furchtbar. Man ackert da und die wissen eigentlich gar nicht, was da vom einzelnen zu leisten ist auf der Station.«

Abgesehen davon, daß hier die Mitarbeiter lange überlastet waren, war das offenkundige Desinteresse so »furchtbar« und bestätigt eine gewisse Unkenntnis über den Umfang der Tätigkeit auf einer Station.

Viel häufiger allerdings kennt die Pflegedienstleitung die Probleme und kann oder will nicht eingreifen: Zu den Problemen, bei denen die Unterstützung

---

263 French, W.L., Bell jr., C.H.: Organisationsentwicklung. Sozialwissenschaftliche Strategien zu Organisationsentwicklung, Bern ²1982, S. 94ff.

264 Der Volksmund hat dafür sehr treffende Worte: »Wie der Herr, so's Gescherr« und »Fisch fängt am Kopf zu stinken an«.

265 French, W.L., Bell jr., C.H., a.a.O., S. 91

266 Herschbach, P.: Eine Untersuchung zu psychischen Belastung von Krankenschwestern und -pflegern, in: *Deutsche Krankenpflege-Zeitschrift* 44 (1991) 6, S. 434ff.

durch die Pflegedienstleitung erwünscht ist und erforderlich wäre, gehören die Schwierigkeiten, die sich durch die Stationsleitung oder Mitarbeiter der Station ergeben:

> »Die Schüler sind da unzufrieden, die Mitschwestern sind unzufrieden, die gehen dann auch nach kürzester Zeit, kann man richtig beobachten, ich war auch nur acht Monate da. (...) es ändert sich aber nichts. Also das ist der Pflegedienstleitung seit Jahren bekannt, und, und es ändert sich nichts.«

Abgesehen davon, daß eine solche Situation menschlich sehr bedrückend ist und das Privatleben beeinträchtigt, kann bei der hohen Fluktuation die sichere Pflege kaum gewährleistet werden.

Ergeben sich Schwierigkeiten mit den Stationsärzten, hat die Pflegedienstleitung wenig direkte Einflußmöglichkeiten, was bezeichnend für ihren Stellenwert ist.

> »Ja, ich hab mit ihr (der PDL) mal gesprochen, und ja da kam nur, sie könnte da gar keinen Einfluß drauf nehmen[267], sie kann nichts ändern und das ist die Sache vom Chef und dann war das im Grunde schon wieder abgehakt.«

Auf vielen Stationen ist die Personalsituation sehr belastend, selbst wenn die 'Kopfzahl' stimmt:

> »(...) das geschulte Personal hat abgenommen, ich gehe zwischendurch wieder zur Pflegedienstleitung und die rechnet mir dann vor, daß alle Planstellen besetzt sind. Ja das sind sie auch, aber wenn man dann schaut, wieviele Schwestern das Examen haben und wieviele Aushilfskräfte ich hab, also das hat schon abgenommen, sehr stark sogar.«

Noch schlimmer sieht es auf vielen Stationen aus, wenn zu der reduzierten Qualität noch die reduzierte Quantität der Mitarbeiter zum tragen kommt. Das verbleibende Stammpersonal fühlt sich dann den Aufgaben nicht gewachsen.

> »(...), da war keine Änderung (der Personalsituation) in Sicht außer dem Argument, da müssen sie durch, was man kennt, und sonst nichts.«

Diese Schwester hatte erst vor einigen Monaten ihr Examen gemacht und sollte mehrere Wochen die Station leiten, kein Einzelfall.

Statt sich um direkte und klare Problemlösungen zu bemühen, reagieren die Pflegedienstleitungen mit 'verdeckten Interventionen'. Die Befragten berichten:

> »Ich möchte, daß Sie, wenn Sie aus dem Urlaub kommen, auf die andere Station gehen,(...).«

---

267 Schwierigkeiten mit dem Stationsarzt (Anm. d. Verf.)

Die durch diesen Stellenwechsel betroffenen Stationen sind von der Pflegedienstleitung nicht informiert worden.

»Und dann bin ich im Urlaub gewesen und kam zurück und hatte ein Schreiben, also ab dem und dem sind Sie eingesetzt auf der und der Station.«

Wenn überhaupt die Anordnung erläutert wurde, dann oft mit zwei möglichen Begründungen:

(Sie gehen auf die Station,weil) *»die Zweitschwester ... ist unmöglich.«*

»(...) ja sehn'se mal zu, daß sich da was ändert, da muß die Pflege besser werden, setzen Sie sich mal durch, (...).«

»Die Zimmerpflege funktionierte allerdings wohl nicht so, wie es sein sollte. Und wir sollten das dann halt umsetzen, egal wie.«

»(...) meine Information, was ich da auf der Station sollte, war 'ne andere, als die, die die Schwestern hatten, die auf der Station waren, (...)«

Diese Schmeichelei wird von der Krankenschwester als unwahr empfunden und interpretiert als[268]:

»Strafversetzung, ich hab's ja nicht geschafft, ..., nun wirste strafversetzt.«

Das gleiche erlebten zwei Schwestern:

»(...) ich war total verzweifelt, weil ich hatte mich so gut eingelebt auf der einen Station ...«

»Wir wollten nicht. Wir hatten, haben uns eigentlich sehr wohl gefühlt bei uns dann auf der Station, im Team.«

Die Befragten erinnern sich an die Begründungen der Pflegedienstleitung bzgl. der Personaldisposition:

»(...) aber ich versichere Ihnen, dann bleiben Sie nicht auf der Station, dann kommt jeder einzelne auf 'ne andere Station.«

»(...) ja, dann sehe ich mich leider gezwungen, Sie auf eine ganz andere Station zu setzen, dann muß ich die ganze Station auseinanderreißen und dann sind Sie praktisch schuld, (...).«

---

268 Die Transaktionsanalyse würde den Vorgang als verdeckte Dreieckstransaktion bezeichnen. Offen wurde eine Anordnung ausgesprochen, die den Schwestern nicht genehm war; verdeckt wurde gedroht oder gelobt und darauf haben die Schwestern reagiert. Rautenberg/Rogoll sagen: »Die gekonnte Dreieckstransaktion klappt oft erstaunlich gut, aber sie wird oft zum Rohrkrepierer. Sie wird immer dann problematisch, wenn es darum geht, über Augenblicksresultate hinaus eine bleibende Beziehung zu gestalten.« In: Rautenberg, W., Rogoll, R.: Werde, der du werden kannst, Freiburg [8]1988, S. 94

Wenn Mitarbeiter Wünsche oder Ideen haben, die zu einer Verbesserung der Arbeitsbedingungen führen könnten, finden sie durchaus ein offenes Ohr, aber:

»*Sie hatte wohl gesagt, sie würde uns helfen aber nicht konkret in welchen Situationen.*«

»*(...) und er (der Pflegedienstleiter hat) mich wiederum auch unterstützt, es unterstützen mich alle ganz fürchterlich in meiner Meinung, aber es passiert halt nichts, (...), und Stationsleiterbesprechungen laufen eigentlich nur von der Pflegedienstleitung aus, wenn sie irgendwas anzubringen hat, aber ansonsten halt auch nicht und das war es dann gewesen.*«

Die konkrete Unterstützung durch begleitende Fortbildung, gemeinsame Planung von Zielen und Kontrolle der Veränderungen, Information aller betroffenen Mitarbeiter, Rückendeckung der Mitarbeiter fehlt in der Regel.[269]

»*(...) die steht irgendwo nicht hinter mir, weil sie auch weiß, was bei uns abläuft, (...).*«

Geschildert wird auch die Möglichkeit, daß die Mitarbeiter ihr Anliegen gar nicht erst vortragen können:

»*(...) dann war sie in Urlaub, und dann ergab sich das nicht, und dann hatte sie schlechte Laune, und ganz zum Schluß, wo sie mir dann sagte, Sie kommen auf 'ne andere Station, da hatt' ich denn auch schon keine Lust mehr. Da war ich schon so zermürbt, (...).*«

Die Mitarbeiter benennen den Führungsstil der Vorgesetzten folgendermaßen:

»*Ja. Gemauschel da. So ein, ich weiß gar nicht, wie ich das ausdrücken soll, Rumgeschiebe und -gemache, hinter dem Rücken von anderen, (...).*«

»*(...) und leider ist die dann so unsachlich, das ist sehr unpassend, eine Vorgesetzte darf in meinen Augen so nicht sein, (...) und hat dann (...) 'n Monat nicht mehr mit mir gesprochen.*«

»*(...) immer auf diese weinerliche Art, daß man dann bald auch gar nicht mehr nein sagen kann, (...)*«

»*(...) und hat so eine leicht provozierende Art, was sehr tödlich für die Arbeitsatmosphäre ist, es ist sogar zu Gerichtsverhandlungen gekommen, weil ehemalige Mitarbeiter sich über diesen Psychoterror in unsrer Klinik massiv beschwert haben, das ist für mich auch eine Bela-*

---

269 Galle, B.: Mitarbeiterführung als Berufsmotivation, in: *Österreich. Krankenpflegezeitschrift*, Sondernummer zum 9. Krankenpflegekongreß, 13.6.1991, S. 45ff.

stung, weil irgendwann kriegen wir, leiden wir, sind wir Opfer oder wir leiden drunter (...).«

Dennoch hält die Krankenschwester durch, weil sie getragen wird vom guten Arbeitsklima im Team.

»*(...) also von Pflegedienstleitung möchte ich da eigentlich nicht sprechen, die war eine Katastrophe die Frau; sie widersprach sich in jeder Beziehung, hat Intrigen innerhalb der Klinik da geschaffen, (...).*«

Gemäß der jeweiligen Fragestellung beschäftigen sich nur einige Studien mit den Belastungsfaktoren, die in diesem Abschnitt vorgestellt werden. Wenn allerdings diese Fragestellung in den Arbeiten mit aufgenommen worden ist, besteht eine tendenzielle Übereinstimmung mit den Ergebnissen dieser Studie, auch wenn die direkte Vergleichbarkeit durch unterschiedliche Abgrenzungen und andere Methoden nicht gegeben ist.

Vor allem bei Widmer[270], dessen Studie etwa vier Jahre nach der vielzitierten Arbeit von Pröll und Streich[271] abgeschlossen wurde und daher aktueller ist, finden sich Ergebnisse mit gleicher Tendenz. Seine in der deutschsprachigen Schweiz durchgeführte Studie ergibt, daß jede dritte Schwester mit der Organisation und Leitung zufrieden ist, wobei er dem Faktor Organisation und Leitung eine besonders hohe Bedeutung zumißt. Nach den Ergebnissen der vorliegenden Studie geben drei von vier Schwestern eine Belastung im Zusammenhang mit der Pflegedienstleitung an.

Widmer[272] folgert: »Auf der Organisationsebene spricht dieses Ergebnis eindeutig für einen partizipativen Führungsstil. Dazu gehören das Delegieren von Verantwortung und Entscheidungskompetenzen nach unten (...). Dazu gehören auch der Austausch von Informationen zwischen Vorgesetzten und Mitarbeitern wie auch den Mitarbeitern selbst. Wichtig ist ferner eine transparente und glaubwürdige Politik der Leitung und eine offene Begründung von Entscheidungen und Maßnahmen.«

Auch Buser betont die Schwierigkeit im Pflegedienst durch u.a. das Verhalten von Vorgesetzten und betonte als eine mögliche Ursache: »Sowohl Voraussetzungen in der Stellenbeschreibung der Vorgesetzten-Positionen als auch das tatsächliche Verhalten von Vorgesetzten ließ Mitarbeiter (unterer Gehaltsstufen) als nicht gleichwertige Arbeitskollegen erscheinen.«[273]

Die Autoren können beide Feststellungen bestätigen.

---

270 Vgl. Widmer, M., a.a.O.
271 Vgl. Pröll, U., Streich, W., a.a.O.
272 Widmer, M., a.a.O., S. 186
273 Buser, K. et al., a.a.O., S. 21

Vorgesetzte Stationsleitung

Die Stationsleitung ist sowohl Vorgesetzte als auch Mitglied des Teams. Eine Belastung, die durch sie verursacht wird, erhält durch ihre ständige Nähe eine hohe Bedeutung. Jede zweite Schwester erlebt im Verlauf ihres Berufslebens eine belastende Beziehung zur Stationsschwester – vor allem durch die Art der Führung. Einige Stationsschwestern sind schon recht lange in dieser Position, ohne sich verändert zu haben:

»*Und da ist es auch heute noch so, daß die Stationsschwester und ihre Zweitschwester nichts tun und die anderen sich totarbeiten.*«

Das folgende Zitat beschreibt auch die Folgen sehr klar:

»*Also waren diese neuen Ideen, die die anderen Schwestern auf der Station wohl gerne mal ausprobiert hätten, von vorneherein gegessen; das war nun so seit zehn Jahren, seit sie da Stationsschwester war, und das bleibt so. Und damit lag denn auch die Motivation der anderen ziemlich darnieder.*«

Noch klarer beschreibt eine andere Schwester sowohl den Führungsstil als auch die Konsequenzen, die sie sieht:

»*(...) die Stationsschwester, das war noch eine vom alten Schlag, (...) und (...) hat da schon das Regiment geführt, da mußte man sich entweder unterordnen oder über kurz oder lang sich entscheiden, ob man woanders hingeht. (...) ich hab mich nach einem halben Jahr versetzen lassen.*«

Die folgende Beschreibung gleicht militärischem Stil:

»*(...) die saßen dann da auf ihrem Sockel rum und kommandierten da nur und haben auch nie richtig was erklärt, (...).*«

Aber auch, wenn nicht explizit vom Kommandoton berichtet wird, scheinen die Stationsschwestern, die zwei andere Interviewpartnerinnen erlebt haben, sehr viel von Gehorsam und Unterordnung zu halten:

»*(...) die hatte gewisse Vorstellungen, so läuft das und wenn man jetzt irgendwas mal nicht so korrekt machte, dann kriegte man so eins drauf, das war so 'ne ziemlich derbe, das kam ziemlich stark raus in der Äußerung, der Ton war so derb.*«

»*(...) ihre Arbeit wollte sie auch nicht in irgendeiner Weise durchsichtig oder verständlich machen, aber mit dem Anspruch, wenn sie nicht da ist, sollte es auch gefälligst alles so laufen,(...).*«

Die beschriebenen Führungsstilvarianten wirken sich außer auf den schon erwähnten Motivationsverlust auch auf die Befindlichkeit des einzelnen Mitarbeiters und das Arbeitsklima aus. In Folge des autoritären Führungsverhaltens der Stationsleitung kommt es zu mangelnder Selbständigkeit und unzureichender fachlicher Kompetenz der Mitarbeiter und führt zu Belastungen:

»*Schlimm war's nur, wenn die Besagte (...) in Urlaub war und dann brach das ganze Chaos über uns ein, weil wir Sachen machen mußten, an die wir so einfach nicht so dran gelassen wurden, (...).*«

'Angst essen Seele auf' ist der Titel eines alten Fernsehfilms, der sich während der Bearbeitung der Interviews einem der Autoren immer wieder aufdrängte wie auch bei folgender Beschreibung:

»*(...) ich wußte genau, was passiert, wenn ich irgendwas machte, wenn ein Fehler war, ich konnte schon die Uhr nach stellen, ja morgen früh um sieben hast du den Anschiß hinter dir, fürchterlich, richtig grauenvoll.*«

Außer Angst sind auch Kränkungen erhebliche Beeinträchtigungen des Wohlbefindens:

»*(...), 'eine ziemliche Ziege' oder sowas muß man sich dann anhören, und das hört man sich nicht ewig an, (...).*«

Wie sehr sich der beschriebene Führungsstil auf die Stimmung des Teams auswirkt, schildert eine andere Schwester anschaulich:

»*Und wenn 'se dann nicht da war, hat man das richtig gemerkt, dann hat man viel besser im Team zusammengearbeitet.*«

Eine auf den ersten Blick völlig unverständliche Belastung kann sich durch eine Stationsschwester ergeben, wie diese Schwester aus ihrer Sicht als stellvertretende Stationsleitung schildert:

»*Weil da jemand ist, der alles alleine macht, dann braucht man ja wirklich nicht dabei zu sein, ich mußte halt nur die Anordnungen ausführen; das war auch nicht das Richtige.*«

Sie hat gespürt, daß das nicht das 'Richtige' war, in aller Stille fand eine Entmündigung und Unterforderung statt. Hinzu kommt, daß anfangs ein gewisser Stolz, schon recht bald zur Zweitschwester ernannt zu werden, überwog.

Das sich wandelnde Berufsverständnis besonders der jüngeren Schwestern zeigt sich in der folgenden Aussage:

»*Und da war ich völlig fassungslos, (...) eine (Stationsleitung), die zwar ein gewisses Fachwissen hatte, aber die mehr die ärztlichen Tätigkeiten wie Tabletten einteilen und Blutentnahmen anordnen für die Ärzte und am Schreibtisch sitzen* (bevorzugte) (...)«

Die mutmaßliche innere Ursache der geschilderten Führungsstile wird hier ausgedrückt:

»*weil, sie hatte sich auch gleichzeitig unentbehrlich gemacht, ...*«

Eine Schwester, die sehr schnell zur stellvertretenden Stationsleitung ernannt wurde, fühlt sich überfordert:

»*(...) sie war ein bißchen unfähig, ..., daß ich immer im Regen stand, wenn es irgendwo Probleme gab, weil die Stationsschwester nie anwesend war, (...).*«

Beim genauen Lesen der angeführten Zitate ist zu erkennen, daß alle Schwestern in der Vergangenheitsform sprechen, sie haben die entsprechenden Stationen verlassen und sie haben oft auch gleichzeitig in ein anderes Krankenhaus gewechselt.

Für eine Schwester ist die Belastung aktuell:

»*Das ist immer die Frage, wie lange, (...), und wenn da absolut überhaupt nichts mehr machbar ist, (...), suche ich mir was anderes. (...) Also mich blockiert halt die Leitung im Moment tierisch dabei.*«

Im Kapitel 4.2 wird bereits die Belastung beim Wechsel der Station beschrieben. In diesem Abschnitt werden die überwiegenden Ursachen deutlich, denn die Schwestern entziehen sich durch den Stationswechsel einer unerträglichen Belastung und setzen sich dadurch neuen Belastungen aus. Es liegt nahe, daß die ohnehin belastende Verunsicherung während der Einarbeitung sich wesentlich stärker bemerkbar macht, wenn die Schwestern durch die vorhergehende Belastung schon beeinträchtigt sind.

Im Zusammenhang mit den Belastungen durch den Wechsel der Position wird erschreckend erkennbar, wie kurzfristig nach dem Examen Krankenschwestern zu Stationsleitung oder stellvertretenden Stationsleitung ernannt werden und überdies dazu keine Anleitung und qualifizierende Fortbildung erhalten. Hier erhält ein 'circulus vitiosus' erfolgreich seine Dynamik.

Außer in der Untersuchung von Widmer findet sich in der recherchierten Literatur keine klare Trennung der Stationsleitung von anderen Vorgesetzten insbesondere der Pflegedienstleitung. Bei Widmer steht die Belastung durch die 'unmittelbare Vorgesetzte' in der Rangfolge niedriger als in dieser Studie. Dazu bemerkt Widmer, daß die von ihm erarbeitete Rangliste seinen persönlichen Erfahrungen aus den Gesprächen mit Krankenschwestern widerspricht.[274] Er fol-

---

274 Vgl. Widmer, M., a.a.O., S. 162

gert: »Wenn die Vorgesetzte gut organisiert, klar führt, umfassend informiert, die Untergebenen respektiert, unterstützt und deren Arbeit schätzt, wenn sie sich nach oben und beim ärztlichen und beim Verwaltungsbereich für die Belange der Schwestern entschieden einsetzt, und wenn sie der Schwester ein größeres Maß an Eigenständigkeit, Eigenverantwortlichkeit und Mitentscheidungsmöglichkeit einräumt, dann ist das Personal eher zufrieden und eher dynamisch, im umgekehrten Fall unzufriedener und resignierter«[275] und entspricht damit den Vorstellungen der Autoren dieser Studie. Um diese Führungskompetenz zu gewährleisten, ist eine qualifizierte Schulung von Stationsleitungen *vor* Antritt der Position zwingend erforderlich. Dies wäre eine sinnvolle Möglichkeit, den 'circulus vitiosus' zu durchbrechen.

Vorgesetzte Ärzte

Die Chefärzte repräsentieren mindestens ebenso wie die Pflegedienstleitung die Betriebsphilosophie. Selbst wenn die Pflegedienstleitung gleichberechtigtes Mitglied der Betriebsleitung ist, ihre Weisungsbefugnis endet bei der ärztlichen Tätigkeit und nicht umgekehrt. Auch ergibt sich durch die Organisationsstruktur eines Krankenhauses, daß ein ärztlicher Direktor noch mehrere Chefärzte ganz unmittelbar 'hinter sich' hat, während im Pflegedienst eine gleichrangige Hierarchiestufe fehlt. In der Einstellung der Chefärzte fehlt partnerschaftliches Verhalten und angemessene Anerkennung gegenüber dem Pflegepersonal.

Die Befragten empfinden die Haltung vieler Chefärzte gegenüber den Pflegekräften als sehr belastend:

»*Nee, belastend find ich, ist eigentlich diese Einstellung, vielleicht von unserem Chefarzt, unserer ärztlichen Leitung, die Einstellung zu unserer Arbeit und wie wenig Verständnis die teilweise zeigen, (...)*«

»*(...), von oben nach unten, wenn der Chef Geburtstag hat, und wir werden zu Kaffee und Kuchen eingeladen, dann geht das über drei Sitzungen, erst die Assistenzärzte, dann die Schwestern, und die Putzfrauen am dritten Tag (...).*«

Eine andere Schwester bezieht die Oberärzte ausdrücklich mit ein zu 'diesen Herren':

»*Er geht an den anderen vorbei (...), das sind eben Oberärzte, die sind was besseres als wir. Das Gefühl hat man also schon bei diesen Herren. (...) Man konnte wirklich mit ihm zusammenstoßen, da passierte nichts.*«

Die belastende Haltung zeigt sich nicht nur in Gesten sondern sind auch an der Wirkung ablesbar:

---

[275] Widmer, M., a.a.O., S. 186

»(...) der Chefarzt so ziemlich arrogant und autoritär war, das hat mich belastet, also die haben alle sofort, wenn der kam, dann standen die schon in der Tür so ungefähr, (...) ich hatte schon ziemlich Schiß vor dem eigentlich, das hat mich total belastet, (...)«

Einige Chefärzte unterstreichen durch ihren Kommunikationsstil ihre Meinung über den Stellenwert einer Pflegekraft – beispielhaft in den folgenden drei Zitaten geschildert:

»(...) 'ne Privatstation, (...), da wird man als Schwester zumindest von den Chefärzten meistens doch auch noch schlecht behandelt oder naja so von oben herab, sowieso geduzt, und denn hat der eine Chefarzt mal zu mir im Zimmer gesagt: 'Hast Du 'se nicht mehr alle?', und vor'm Patienten (...).«

»(...), da hat mich der Chef vor allen Leuten runterlaufen lassen, (...), das Stationszimmer war gerappelt voll von der Schülerin bis zur Praktikantin, (...).«

»(...) ist sehr provozierend, daß auch eine Kollegin von mir heulend rausgelaufen ist, (...).«

Der eingangs vermutete hohe Einfluß auf die Betriebsphilosophie und die damit implicit unterstellte Macht des Chefarztes wird in den anschließenden Beispielen deutlich. So entscheidet letztlich der Chefarzt über die Normen zumindest seiner Fachabteilung unangefochten. Diese von den Wertvorstellungen des Pflegedienstes divergierende Meinung wird in folgenden Aussagen deutlich:

»Da haben wir eigentlich mitunter große Probleme. Vor allem weil wir Probleme mit unserem Chef haben. Unser Chef ist der Meinung, man sollte die Patienten nicht aufklären. Und da stoßen dann immer so Welten aufeinander.«

Ebenso kann er über mögliche Entlastungshilfen entscheiden, und damit sehr direkt und konkret die Befindlichkeit aller Pflegenden beeinflussen:

»(...) und wir wollten mal eine Supervision machen, um das auf irgendeine Weise aufzufangen[276] (...) und der (Chefarzt) dann halt der Meinung war, daß das nicht nötig wäre und er das nicht unterstützen würde, und damit war das dann halt gegessen, was ich schon recht übel fand.«

Wenn schon im vorangegangen Beispiel der Verdacht aufkommt, es handele sich zusätzlich zu den Wertvorstellungen auch um Geld, eine sehr 'begreifbare' Form von Macht, wird in den folgenden Beispielen sehr deutlich, daß diese Macht eine Rolle spielt, wenn auch sicher der Wunsch des Arztes seinen Auf-

---

[276] Umgang mit Patienten der Strahlentherapie; Anm. d. Verf.

trag, den ihm die Patienten vertrauensvoll erteilen, zu erfüllen ein starker Motor ist:

»(...): *ja, wir haben überhaupt keinen Platz, (...), dann müssen wir das irgendwie zusammenschieben alles, umschieben, und es wurde halt auch nur ausgeführt, weil es der Chef halt wollte, das war halt das Problem an der Sache.*«

Daß Überlastung der Pflegenden sowohl die Pflegequalität als auch die Personalsituation beeinträchtigt, scheint kein Thema zu sein:

»*Ja, wir haben es etliche Male versucht, daß man die Station kleiner macht, daß wir Zimmer schließen, das hat immer irgend welchen Ärger gegeben mit den Ärzten, die natürlich Angst hatten, daß ihre Stellen dadurch gestrichen wurden, also das hat bis jetzt noch nichts gebracht, läuft genauso weiter wie bisher.*«

Stellvertretend für viele Kolleginnen und Kollegen sollen die diesbezüglichen Gefühle einer Schwester hier zitiert werden:

»(...) *und dann könnte mich jeden morgen von neuem dann fuchsen, wenn ich sehe, die sitzen mit vier Mann im Arztzimmer und wir sitzen insgesamt mit ein, zwei Schwestern mit einem Student oder Praktikant im Schwesternzimmer und sollen dann noch 29 Patienten versorgen. (...). Und Abheften.*«

Gemäß der Konzeption dieser Studie haben die Pflegenden selber ihre Belastungen formuliert ohne an festgelegte Fragestellungen gebunden zu sein. Die Autoren sehen sich durch die Sinnzusammenhänge gezwungen, eigene Kategorien zu schaffen für die Belastung durch vorgesetzte Ärzte und die Belastung durch Ärzte als Mitarbeiter auf den Stationen. In der recherchierten und maßgeblichen Literatur findet sich keine äquivalente Einteilung. Die ethischen Probleme, die häufig verknüpft werden, sind auch in dieser Studie eigens aufgeführt.

In der bereits zitierten Studie von Herschbach wird von Pflegenden am häufigsten die Tatsache kritisiert, daß sich Ärzte zuwenig um die Patienten kümmern[277], was allerdings für sie selbst eine hohe Belastung darstellt[278].

In allen Studien ist die Belastung an der Nahtstelle Ärztlicher Dienst/Pflegedienst angeführt und hat signifikante Bedeutung. Die Schaffung der in diesem Abschnitt behandelten zusätzlichen Kategorie 'vorgesetzte Ärzte' unterstützt die bereits andernorts gewonnenen Erkenntnisse und bietet weitere Ansätze bei der Planung verändernder Interventionen.

---

277 Herschbach, P.: Eine Untersuchung zur psychischen Belastung..., a.a.O., S. 434ff.
278 Herschbach, P.: Psychische Belastung von Ärzten und Krankenpflegekräften, Weinheim 1991

Arbeitsklima Team

Im Zentrum aller bisher in diesem Kapitel vorgestellten Einflußfaktoren steht das Pflegeteam auf der Station. Weit über die Hälfte der Befragten fühlen sich im Umgang miteinander belastet. Dieses Ergebnis ist um so schwerwiegender, wenn man bedenkt, daß eine Belastung innerhalb des Teams hautnah und unausweichlich ist. Dieser direkte Einfluß des Teams auf die Belastungsempfinden spiegelt sich in den von zwei Befragten gezeichnete Kurven wider (s. Abb. 8). Deutlich erkennbar ist auch, daß die Beziehung zum eigenen Team im Laufe der Berufsjahre einen stetem Wechselbad der Gefühle unterzogen ist.

Obgleich schon wie oben beschrieben, der Führungsstil der Stationsschwester einen erheblichen und direkten Einfluß hat, können zusätzliche Faktoren das Arbeitsklima noch mehr beeinträchtigen. So schildern einige Schwestern sehr überzeugend, daß Stationen eine gewisse Grundstimmung ausstrahlen ohne es direkt dem Führungsstil oder der Persönlichkeit der Stationsschwester zuzuschreiben. Erkenntnisse der Gruppendynamik[279] bestätigen die Existenz einer unbewußte Dynamik. So beschreibt eine Schwester ihre Wahrnehmung:

»*Ich hab auch ziemlich unter der Stimmung auf der Station gelitten, also ich fand sie depressiv, es wurde unheimlich wenig gelacht, die Patienten haben sich da auch nicht so besonders wohl gefühlt bei manchen Schwestern, wenn die da waren, ...*«

Viel offensichtlicher ist die Belastung, wenn die Grundstimmung des Stationsteams als »chaotisch« empfunden wird:

»(...) *die Machtkämpfe, die dann da waren, es ist ja so aufs Gemüt geschlagen, da hatte ich dann keine Lust mehr, (...).*«

Es gibt aber noch eine Steigerung, wenn zu der chaotischen Grundstimmung noch hohe Arbeitsbelastung durch Personalmangel kommt:

»(...), *daß man, sobald man aus dem Raum ist, über einen geredet wird. Und das Gefühl hatt' ich dann auch nach einiger Zeit, und das war, also, furchtbar.*«

»(...) *wir haben uns auf Station völlig ironisch nur noch angemacht, ein Teil der Leute hatte wirklich keine Lust mehr zu kommen. Das ist dann auch so weit gegangen, daß die Leute heulend von Station gegangen sind, weil man sich wirklich nur noch angemacht hat.*«

»(...) *wegen so zwischenmenschlichen Dingen, das fetzte dermaßen, das war kaum auszuhalten, (...) das war also ständig so, daß also keine zwei Tage mal Ruhe war und irgendwer sich wieder mit irgendwem sich da in der Wolle hatte.*«

---

279 Vgl. Hofstätter, P.R.: Gruppendynamik, Hamburg 1967

Belastungen durch das Team

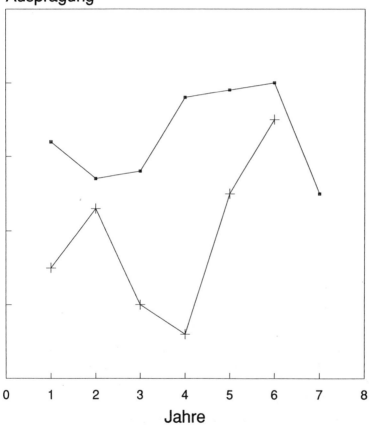

Abbildung 8

Eine Aggression und ein Klima, das war unbeschreiblich, das hab ich in der Form noch nie erlebt, (...).«

Personalmangel in einem ausgeglicheneren Team ist an sich schon belastend:

»Auch wenn man mit immer wieder Aushilfen arbeitet, (...,) läßt sich einfach nicht soviel aufbauen, an Persönlichem auch, (...), da fehlt das dann so ein bißchen, das Erholen auf der Ebene.«

Ein weiterer Belastungsfaktor ergibt sich durch einzelne Mitarbeiter, die im weitesten Sinn als unkollegial empfunden werden:

»(...) weil mich das so genervt hatte, daß ich ewig die Arbeit für den mitmachen mußte und alle anderen auch, (...).«

Oder Kollegen, die sich oft krank melden:

»(...) und die Kollegen waren unzufrieden, ja, weil die haben das nicht akzeptiert, daß sie am Wochenende wieder einspringen oder wieder mit 'ner Aushilfe arbeiten müssen, (...).«

Vor allem der Eindruck einer menschlichen wie auch fachlichen Unzuverlässigkeit wiegt sehr schwer:

»Und das[280] ist momentan so die größte Belastung für mich.«

Genauer beschreibt es diese Schwester:

»Wir haben da einen so etwas schwierigen Fall, (...) ich habe schon ein richtig schlechtes Gewissen, wenn ich jemanden anderen zumuten muß, mit ihm zusammenzuarbeiten. (...) Und wenn er wirklich die andere Schicht am Wochenende macht, komm ich mittags auf die Station, weiß ich ganz genau, das Chaos ist perfekt.«

Solch unerfreuliche Situationen werden leider nicht rechtzeitig behoben, sondern können sich immer mehr hochschaukeln:

»Weil, da waren viele Kollegen, (...) die halt sozusagen emotional total überfordert waren mit der Situation, unheimlich viel rumgeschimpft und rumgemeckert haben, und das putschte diese schlechte Stimmung auf dieser Station also unheimlich auf, (...).«

Vergleichsweise harmlos und dennoch durch die unabänderlich erscheinende Situation als belastend beschrieben:

»(...), das ist natürlich schwierig, wenn man etwas älter ist, sich da umzustellen (...) und sie macht es immer noch verkehrt.«

---

280 Anm. d. Verf.: die menschliche und fachliche Unzuverlässigkeit einer Kollegin.

Die Sicht einer zur Außenseiterin erklärten Mitarbeiterin beschreibt sozusagen die Kehrseite – genauso belastend, obgleich hier eher die Möglichkeit der Veränderung besteht, die diese Schwester dann auch ergriffen hat:

»*Einfach so Gruppenstreß oder nicht akzeptiert in der Gruppe, nicht mit einbezogen werden, nicht mit einbezogen sein, (...)*«

Der Belastungsfaktor Arbeitsklima wird fast in allen Studien beschrieben. Auch hier ist wieder die Vergleichbarkeit sehr begrenzt zum einen durch verschiedenen Methoden und zum anderen sind andere Faktoren miteinbezogen wie die Stationsschwester oder die Ärzte. Taubert[281], die ihre Ergebnisse aufgrund einer Literaturanalyse gewinnt, stellt fest: Kritik wird am Klima auf Station geübt. Möller[282] betont, daß im Arbeitsteam das Gegeneinanderarbeiten als belastend empfunden wird. Einen sehr interessanten Aspekt in Verbindung mit den vorliegenden Ergebnissen resümiert Bartholomeyczik[283]: »Offenbar besteht die Gefahr, daß ein hoher Arbeitsanfall auch zu einem tendenziell chaotischen Arbeitsablauf führt.«

Eine Entlastung des Arbeitsteams hinsichtlich der aufgelisteten Stressoren kann das Team nicht ohne Unterstützung, wie Gesprächsführungskurse, Balintgruppen oder Supervision leisten.

Arbeitsklima übrige Berufsgruppen im Krankenhaus

Ein Arbeitsteam auf der Station ist nicht nur der Endpunkt einer hierarchischen Achse, sondern gleichzeitig Bestandteil einer 'funktionalen' Achse, der die anderen Stationen und Abteilungen eines Krankenhauses angehören. Belastungen scheinen vorprogrammiert und werden beschrieben.

Innerhalb der eigenen Berufsgruppe wird die unterschiedliche Haltung bezüglich der Übernahme bzw. Rückgabe der ärztlichen Tätigkeiten von zwei unserer Interviewpartnerinnen beklagt:

»*(...) und die anderen, die ziehen ja auch gar nicht mit, die machen alle die Verbände weiter, weil's ist ja 'ne interessante Tätigkeit, (...).*«
»*Das war also ein langer Krieg, teilweise sehr frustrierend, weil Kollegen auch immer wieder einem in den Rücken gefallen sind, ja.*«

Weitere zwei Schwestern fanden die Zusammenarbeit mit Funktionsabteilungen belastend:

»*Die Probleme mit den einzelnen Funktionen z.B. dem Labor sind gravierend, das ist also ganz schlimm.*«

---

281 Vgl. Taubert, J., a.a.O., S. 162
282 Vgl. Möller, M. et al., a.a.O., S. 890
283 Bartholomeyczik, S., a.a.O., S. 9

In der folgenden Schilderung wird die Hektik des Krankenhausalltags sehr deutlich:

»*Und dann schreit die Anästhesie, wir sollen (...). Und dann rufen die zehnmal an deswegen, ihr wißt doch, daß (...). Und dann klingeln die schon wieder, (...).*«

Die größte Belastung entsteht in der Zusammenarbeit mit den Ärzten. Genauso wie die Pflegenden sind die Stationsärzte der Endpunkt einer hierarchischen Achse und Bestandteil einer funktionalen Achse. Auf den Stationen treffen beide Punkte zusammen.

Der ärztliche Dienst ist und bleibt auf die Pflege angewiesen[284], umso bedrückender sind die Ergebnisse dieser Studie, die in einem (zu) hohen Maß weder angemessene Anerkennung noch partnerschaftliches Verhalten belegen.

Ein neuer Stationsarzt kann für die Schwestern (!) Zusatzarbeit bedeuten:

»*(...), und was dann noch häufig dazu kommt, ist bei uns der Wechsel mit den Ärzten, wir haben alle halbe oder viertel Jahr einen Teamwechsel von den Ärzten, die man dann immer neu einarbeiten muß (...) jeden Arzt wieder neu alles beizubringen, die ganzen Unterlagen.*«

Wenn die verantwortliche Schwester selber noch nicht lange auf der Station ist und ihr Examen erst seit einem Monat hat, wird die 'Zusatzarbeit' besonders belastend:

»*(...), daß ein Arzt auf der Station war, der (...) auch noch fragend dastand und davon ausging, aller Papierkram, nur bis auf seine Unterschrift, die er auch druntersetzen mußte, auch gemacht wird und der hat auch in dem Sinne keine Verantwortung übernommen, (...).*«

Keine Übernahme der Verantwortung und Unzuverlässigkeit der Ärzte ist für die Schwestern eine mehrfach geäußerte Belastung:

»*(...) dann kam ein Arzt, (...), da konnte ich mich nicht drauf verlassen. (...) er hat im Labor gesessen über'm Mikroskop (...), was überhaupt nicht seine Aufgabe ist, (...), kam ganz selten auf Station (...), und auch so Gespräche mit Angehörigen und so was, also das lief überhaupt nicht mehr, (...).*«

»*Dann hat man die nicht erreicht und dann wußte man nicht, wenn irgendein Zwischenfall war, wie man die erreichen konnte (...).*«

Eine andere Form der Unzuverlässigkeit spiegelt folgendes Zitat wider:

---

284 Es erhebt sich die Frage, was vorstellbarer wäre: Ein Krankenhaus ohne Ärzte oder ein Krankenhaus ohne Pflegekräfte. Der Hinweis auf Belegkrankenhäuser sei erlaubt.

»(...) hatte ich Probleme mit einem Stationsarzt gehabt, ein ziemlich gravierendes, weil der immer seine Äußerungen vom Vortag zurückgenommen hat und sagt, stimmt überhaupt nicht, daß er das gesagt hat (...).«

Statt Zusammenarbeit fühlen viele Schwestern eine Mißbrauchstendenz bei den Ärzten, gekennzeichnet durch eine typische Erwartungshaltung:

»(...) und zu Ihrer Station möchte ich gar nicht, da muß man soviel tun, und bei der Anderen auf der anderen Station, die schmiert mir nicht nur die Butterbrote, sondern heftet mir die Befunde ab und telefoniert für mich und ist für mich immer da; ist das dann schwer, macht man sich dann unbeliebt.«

»Also, der fand das ganz natürlich, daß 'ne Schwester sofort läuft und an der Pforte irgendwelche Befunde holt.«

Manchmal bedarf es weniger Worte, um sich ausgenutzt zu fühlen:

»(...). Ich mein, ich bin im Prinzip auch nicht dagegen, das kann man durchaus mal, aber nicht, wenn dann einer kommt, wie ist noch kein Kaffee gekocht. Ich mein, das stößt bitter auf irgendwo.«

Auf manchen Stationen läuft die althergebrachte Rollenverteilung noch mustergültig ab. Die Schwestern erledigen unter anderem auch alle Vor- und Nacharbeiten des Verwaltungsbereichs für die Ärzte, die lediglich unterschreiben.

»... die Zusammenarbeit mit den Ärzten, also das ist so ein Bereich, der da total übel ist, (...) also da fällt mir eigentlich nichts mehr zu ein, sowas kannte ich früher auch nicht, ja und so die Antworten, die man halt kriegt, die sind schon recht heftig.«

Eine jüngere Schwester hat für sich keine andere Möglichkeit gesehen als dieses Krankenhaus zu verlassen.

Eine andere Befragte reibt sich noch auf:

»(...), dann können wir so ärztliche Service-Leistungen erbringen (...) für die die ganzen Dinge herumtragen, also eine Schwester hat bestimmt zwei Stunden jeden Tag (...) das Telefon herumgetragen und von so einer Tätigkeit haben die Patienten und wir nichts von, da haben nur die Ärzte was von, da hat es sehr starke Konflikte gegeben.«

Zu den schon länger bestehenden Konflikten um bestimmte Tätigkeiten ist der Streit um das Blutabnehmen hinzugekommen:

»Ja also spontan fallen mir jetzt so Belastungen einmal zwischen dem Stationsarzt und uns ein, daß wir 'nen ziemlichen Krieg hatten bei uns, *jetzt speziell auf Station und in der Klinik auch z.B. was das Blutabnehmen betrifft.«*

Wer konsequent die 'schwesterlichen Serviceleistungen' reduziert, hat mit Sanktionen zu rechnen:

»(...) und das war wirklich 'ne Schikane, da wollte er uns soweit bringen, daß wir sagen, hier komm, wir machen das wieder selber, das geht schneller.«

Oder die Schwester hat eine Arbeitsatmosphäre auszuhalten, die eher bei Ringkämpfen zu vermuten ist:

»(...) sind dann natürlich auch keine sachlichen Argumente mehr. Da ist jeder nur noch bestrebt, den anderen eins auszuwischen. Und man vergißt eigentlich, daß man ja doch im Krankenhaus ist, um für den Patienten da zu sein.«

Solche Kämpfe haben die Tendenz, sich auszuweiten:

»(...), daß man wirklich übel verschrien ist im Haus, das regt einen auch auf, das schafft natürlich keine Entspannung oder Zufriedenheit, das sind so diese üblichen Querelen mit den Ärzten, (...)«

Ein weiteres großes Problemfeld beschreibt eine andere Schwester sehr gut:

»(...) Die Patienten lagen immer kürzer im Krankenhaus und es wurden halt immer mehr und es wurde keine Rücksicht darauf genommen. Wenn wir sagten, wir haben kein Bett mehr frei, hieß es nur: Ihr müßt. Ihr müßt die Patienten aufnehmen, da wurde keine Rücksicht mehr darauf genommen. Ich meine, das ist heute immer noch so, es wird keine Rücksicht drauf genommen. Den Ärzten ist das egal.«

Eine andere Kollegin schildert, aus welchem Verhalten geschlossen wird, daß den Ärzten egal ist, wie der Pflegedienst die Überbelegung regelt:

»Den'n ist das vollkommen egal. Sie nicken zwar alle und sagen, ihr seid ja arm dran und jetzt müßt ihr schon wieder umschieben, ach na ja (...)«

Die Schwierigkeit, allen gerecht zu werden – auch den Ärzten –, wird besonders deutlich, wenn die äußeren Bedingungen ohnehin belastend sind:

»(...) und was ich halt noch ziemlich schwierig fand, war diese Doppelstation (zwei Fachabteilungen), weil man mußte halt morgens mit dem einen Arzt Visite machen, anschließend mit dem nächsten Arzt (...), ständig standen halt von beiden Bereichen irgendwelche Leute hinter einem

und wollten was von einem, es war (...) schwierig das auf einen Nenner zu bringen.«

Bevorzugt wird die Schwester, die sich keine Gedanken über pflegefremde Tätigkeiten macht, sondern –

»(...), *man ist so der Puffer für alle: für die Putzfrauen, für die Besucher, für die Patienten, die Ärzte, die Oberschwestern. (...) und mit den Röntgenleuten gut auskommen. (...) Also eigentlich wie so 'ne Art Psychotherapeut, aber das hat man ja eigentlich nicht gelernt.«*

Ganz besonders erbittert dann eine offensichtliche Ungleichbehandlung:

»*Und die Ärzte komischerweise, die durften sich weigern und die Schwestern nicht.*«

Die graphische Umsetzung (Abb. 9) der Belastungwahrnehmungen durch die Pflegenden zeigt erschreckend deutlich, daß die Belastung durch die Ärzte im Laufe der Berufstätigkeit stark ansteigt. Die hier deutlich werdende Konfrontation ist ein nicht nur aus soziologischer, sondern auch aus betriebswirtschaftlicher Sicht sehr ernst zu nehmender Belastungsfaktor, denn im Zentrum der Leistungserbringung eines Krankenhauses steht die pflegerische und ärztliche Leistungserbringung.

Entgegen den Ergebnissen anderer Studien, wird eine prozentual geringe Belastung durch die Zusammenarbeit mit den anderen Funktionsabteilungen angegeben. Inwieweit dieses Ergebnis eine allgemeine Veränderung darstellt, müßte noch überprüft werden. In den letzten Jahren sind sehr viele Tätigkeiten besonders in den Funktionsabteilungen umorganisiert und rationalisiert worden. Die Bemühungen, Arbeitsanfall und Arbeitsabläufe besser und reibungsloser zu gestalten, dauern an und lassen hoffen.

Die Kontroversen zwischen ärztlichem Bereich und Pflegedienst sind zum Teil durch äußere Umstrukturierungen zu mildern. Eine Intensivierung dieser Bemühungen ist dringend erforderlich. Eine andere Ursache liegt in der Auseinandersetzung um die Wertigkeit der beiden Bereiche. Sowohl der hohe Arbeitsanfall als auch die Neuorientierung des Berufsverständnisses der Pflegekräfte hat diese Auseinandersetzung sicher verschärft.

Lazarus & Launier sprechen von einer Umkehrung der Verursachung: »Die Person denkt und handelt und verändert dadurch die Person-Umwelt-Beziehung, wobei diese Änderungen ihr bewußt werden, weil sie durch die kognitive Aktivität rückgemeldet werden. Darüber hinaus widersetzt sich die Umwelt oft aktiv unseren auf ihre Veränderung abzielenden Bewältigungsversuchen.« Die Vermutung, es handele sich um einen solchen Vorgang, liegt nahe.[285]

---

[285] Lazarus, R.S. & Launier, R., in: Nitsch, J.R. (Hg.), a.a.O., S. 218

Belastungen durch Ärzte

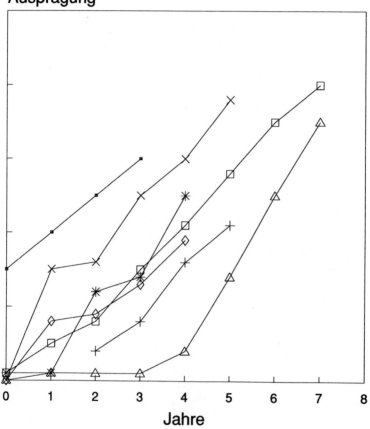

Abbildung 9

Volkmann stellte fest, daß »die Akzeptanz durch die Personen, mit denen die Befragten im Arbeitsalltag eng zusammenarbeiten (Stationsärzte, Assistenzärzte, Ärte im Praktikum) am positivsten beurteilt wird; von den weiter entfernten Vorgesetzten im ärztlichen Bereich wie im Pflege- und Funktionsdienst erleben sich die Mitarbeiter dagegen weniger anerkannt. Bemerkenswerterweise sind dies gleichzeitig die Personen, die aufgrund ihrer Stellung in der betrieblichen Hierarchie den größten formalen Einfluß für die Befragtengruppe besitzen.«[286]

4.4 Beziehung zu Patienten und Angehörigen

Recht häufig wird von den Befragten der Konflikt geschildert, der sich aus den Anforderungen an die eigene Berufstätigkeit einerseits und den 'Wertvorstellungen' der Befragten andererseits ergibt. Der Begriff 'Wertvorstellung' umfaßt in diesem Zusammenhang sowohl das, was man 'Gewissen' nennen könnte, als auch die Überlegungen zum Umgang mit Krankheiten und Sterben aus eigener Weltanschauung heraus. Dazu kommen die Ansprüche an die eigene Berufstätigkeit, an die Überzeugung, wie man Patienten eigentlich versorgen möchte. Diese Wertvorstellungen des Pflegepersonals kollidieren häufig mit den institutionalisierten Rahmenbedingungen sowie den Vorstellungen, die die Patienten selbst von der Pflege haben und lassen die Pflegenden hilflos erscheinen.

Oftmals werden die entstehenden Konflikte 'mit nach Hause genommen', wirken sich dort weiter negativ auf die Befragten bzw. auf deren private Beziehungen aus und verändern die Persönlichkeit der Befragten.

Aus diesen Überlegungen heraus erscheint es den Autoren legitim, die Interviewaussagen in dem Schwerpunkt 'Beziehung zu Patient und Angehörigen' zusammenzufassen, wenngleich nochmals betont werden soll, daß eine strikte Trennung der Interviewaussagen nur zu Interpretationszwecken durchgeführt wird.

Gewissenskonflikte bei der Patientenbetreuung

Die Abbildung 5 hat gezeigt, daß als Belastungsfaktoren die ethischen und moralischen Gewissenskonflikte bei der Patientenbetreuung mit 67 % der Nennungen einen hohen Stellenwert in der Belastungshierarchie einnimmt.

Die Pflegenden werden in ihrer Tätigkeit immer wieder mit Situationen konfrontiert, deren Bewältigung bestimmte Lebenseinstellungen erfordern. Diese Lebenseinstellungen, die hier im Sinne einer 'moralischen Bewertung', oder 'ethischen Norm', verstanden werden, sind bei allen Mitarbeitern im Krankenhaus verschieden.

---

[286] Volkmann, H.-R., a.a.O., S. 790

Auch wenn hier nicht die Begrifflichkeit der 'Moral' oder 'Ethik'[287] aus philosophischer, theologischer oder sozio-politischer Sicht diskutiert oder auch nur annähernd dargestellt werden kann und soll, wird im folgenden eine gewisse Lebenseinstellung der Befragten subsumiert, die die Beurteilung bestimmter medizinischer Fragestellungen erlaubt. Dabei wird in den Interviews sehr deutlich, daß die Probleme insbesondere Schwangerschaftsabbrüche und die 'Wahrheit am Krankenbett' betreffen.

Die Mitwirkung bei Schwangerschaftsabbrüchen, Interruptiones ruft Konflikte hervor,

»(...) *wenn man die Einstellung (...) hat, (...) daß das irgendwo Mord ist (...) und man assistiert das, (...) das ist so ein Konflikt, mit dem kommt man, kam man also letztendlich überhaupt nicht klar, (...) sehr starke moralische Bedenken dabei (...) ich hab dann nach einem halben Jahr einen Zusammenbruch gekriegt, (...)*.«

Der Versuch, sich der Mitwirkung aus Gewissensgründen zu entziehen, gelingt nicht immer, so daß die Befragte zu folgender Feststellung gelangt:

(Interruptio) »(...) *und die Ärzte komischerweise, die durften verweigern und die Schwestern nicht (...)*.«

Moralische Bedenken der Befragten, bei bestimmten, insbesondere sterbenden Patienten, werden von den Ärzten oftmals nicht akzeptiert.

(Der Oberarzt) »*kann das überhaupt nicht verstehen, das man nicht kämpft, und der würde noch 'ner Halbleiche 'ne Therapie geben*«.

Die Ärzte akzeptieren oftmals die Bedenken der Pflegenden nicht, sondern verlangen von den Pflegenden ein Doppelspiel gegenüber Patienten einerseits und Angehörigen andererseits. Scheinbar bestimmt nach wie vor der Arzt allein, ob und wenn ja wann welchem Patienten welche Wahrheit mitgeteilt werden soll und es scheint von nur geringem Interesse, daß die Pflegenden dazu eine völlig andere Einstellung haben:

»*... unser Chef ist der Meinung, man sollte die Patienten nicht aufklären. Und da stoßen dann immerzu Welten aufeinander.*«

Eine der Befragten käme mit solchen Situationen besser zu recht, wenn sie mit dem Patienten offen und ehrlich über die Krankheit sprechen dürfte:

»*Also, wenn ich klar und deutlich mit der Patientin sprechen kann, wäre das wirklich einfacher für mich. Weil das sind ja im Prinzip Lügen (...). Mit dem Ehemann vor der Tür bespreche ich die Wahrheit, gehe rein ins*

---

287 Siehe hierzu auch den lesenwerten Aufsatz von P.-W. Schreiner: Ethik und Berufsidentität in der Pflege – Die Innenseite des Pflegenotstandes, in: *Pflege* 4 (1991) 1, S. 4f.

Zimmer, da darf ich wieder gar nichts sagen (...). Das ist wirklich total schwer (...).«

Die Interviews lassen erkennen, daß eine partnerschaftliche Diskussion um ethische Probleme im Krankenhaus offenbar so gut wie nie geführt wird. Die Pflegenden werden mit ihrer eigenen, u.U. von der des Arztes abweichenden Bewertung eines Sachverhaltes, nicht nur allein gelassen, sondern in Konflikte gestürzt, die sie selbst natürlich extrem belasten. So konnte Dudek nachweisen, daß eine signifikante Korrelation zwischen von Pflegenden empfundenen moralischen Problemen einerseits und Magen- und Duodenalgeschwüren andererseits besteht.[288] Die genannten Konflikte belasten das Verhältnis zwischen ihnen und den Patienten einerseits und ihnen und den ärztlichen Mitarbeitern andererseits nicht unerheblich. Auf einen ähnlichen Zusammenhang macht Ullrich[289] aufmerksam. Ullrich untersuchte auf onkologischen Stationen die Leidbelastung unter Pflegepersonen. Mehr als die Hälfte der untersuchten Pflegenden fühlte sich beruflich überlastet. Als eines der wichtigsten Ergebnisse kann folgende Aussage stehen: »Gegen meine Überzeugung werden sterbende Patienten mit allen Mitteln am Leben erhalten.«[290] Diese Aussage traf für 72,9 % der Befragten zu! Wittneben kommentiert dieses zentrale Ergebnis: » (...) (es) darf angenommen werden, daß in den von Ullrich durchleuchteten klinischen Situationen Pflegende (...) ärtzliche Therapiemaßnahmen, also pflegerische Verrichtungen ausführen, deren Wert für das Wohlbefinden von sterbenden Patienten ihnen zweifelhaft erscheint. Dieses Erlebnis des Zweifelns scheint nun aber nicht zum Wohle sterbender Patienten intentionale pflegerische Handlungen auszulösen, die mit dem Merkmal der Patientenorientierung charakterisiert werden könnten, sondern vielmehr eine passive Haltung zu verstärken, unter deren Auswirkungen Pflegende und Gepflegte zu leiden haben, so daß auch der von Ullrich erhobene Befund als ein Hinweis auf eine – graduell nicht bestimmbare – Patientenignorierung gedeutet werden kann. Hervorhebenswert erscheint mir die (...) in diesem Befund zum Ausdruck kommende 'Tat'sache, daß Pflegende offenbar an der Unterlassung intentionaler pflegerischer Handlungen selbst signifikant leiden.«[291]

---

[288] Dudek, B.: Psychische Beanspruchung bei der Arbeit und Gesundheitszustand bei medizinischem Personal, in: *Zeitschrift für die gesamt Hygiene* 36 (1990) 8, S. 429ff.

[289] Ullrich, A.: Krebsstation – Belastungen der Helfer, Frankfurt/M. 1987

[290] Ebd., S. 100

[291] Wittneben, K.: Pflegekonzepte in der Weiterbildung zur Pflegelehrkraft – Über Voraussetzungen und Perspektiven einer kritisch-konstruktiven Didaktik der Krankenpflege, Frankfurt/M. 1991

Ethik und Moral

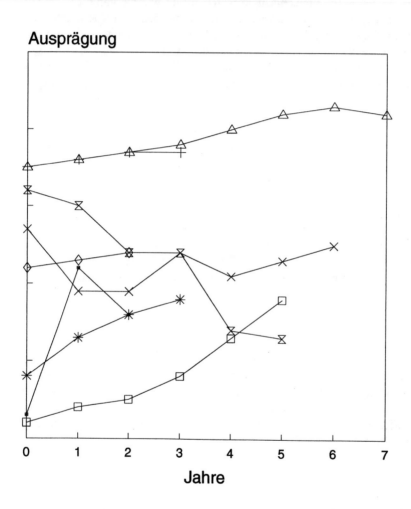

Abbildung 10

Die Abbildung 10 zeigt die graphische Darstellung des Problems »Ethik und Moral«. Aus dieser Graphik geht hervor, daß die Belastungen des Pflegepersonals als »Dauerbelastung« bezeichnet werden können, bzw. auch mit zunehmender Länge der Berufstätigkeit nur selten die Belastung geringer wird. Es ist ohne weiteres nachvollziehbar, daß das Miteinander zwischen Pflegenden und Patienten und deren Angehörigen Probleme in sich birgt. Die Probleme, die die Pflegenden in dieser Studie angesprochen, resultieren vorwiegend aus den Ansprüchen, die die Pflegenden an sich selbst stellen hinsichtlich der Betreuung der Patienten, den institutionellen Ansprüchen eines modern – funktionierenden Krankenhauses sowie den Ansprüchen, die die Patienten an die Pflegenden stellen bzw. aus den Verhaltensweisen der Patienten, die die Pflegenden als Anspruchshaltung der Patienten erleben. Diese drei Faktoren lassen sich nicht voneinander trennen, bedingen einander oft, wobei in dieser Studie nicht geklärt werden kann in welcher Art sie sich gegenseitig verstärken.

Die *Ansprüche, die die Pflegenden an sich selbst stellen* hinsichtlich der Betreuung der Patienten, haben ihren Ursprung u.a. auch in den Gründen, die zur Berufswahl führen. Pinding[292] weist in ihrer Studie zur Berufswahlbegründung nach, daß 53 % der künftigen Krankenschwestern 'Menschen helfen wollen', wenngleich Hampel[293] zurecht darauf hinweist, daß diese Begründung auch im Sinne der 'sozialen Erwünschtheit' gegeben werden konnte. Bartholomeyczik[294] stellt ebenso wie Ostner[295,296] einen Zusammenhang zwischen Berufswahl einerseits und der typisch »weiblichen Rolle« andererseits her. Die jüngste, den Autoren bekannte Untersuchung von Flammang belegt, daß immer noch 90 % der Befragten großes Interesse »am Kontakt mit Menschen (haben und) es für absolut wichtig (halten), anderen zu helfen.«[297] Neuere, aktuelle Daten über die Berufsmotivation haben Schaefer et al. 1990 publiziert; sie bestätigen allerdings im wesentlichen die früheren Daten.[298,299]

---

292 Pinding, M. et al.: Krankenschwestern in der Ausbildung, Stuttgart 1972, S. 44
293 Hampel, K.: Professionalisierungstendenzen in den Krankenpflegeberufen, Münster 1983
294 Bartholomeyczik, S.: Krankenhausstruktur, Stress und Verhalten gegenüber den Patienten, Berlin 1981
295 Ostner, I. u.a.: Mitmenschlichkeit als Beruf, Frankfurt/M. 1979
296 Ostner, I. u.a.: Krankenpflege – ein Frauenberuf, Frankfurt/M. 1981
297 Flammang, A. et al.: Berufsbild, berufliche Motivation und Informationsstand von Krankenpflegeschülern, in: *Die Schwester/Der Pfleger* 24 (1985) 7, S. 565f.
298 Schaefer, R., Brönner, B., Bitzigeio, Kl.-P.: Krankenpflege – ein Traumberuf?, in: *Die Schwester/Der Pfleger* 29 (1990) 6, S. 492f.
299 In diesem Zusammenhang muß auf die folgenden ausgezeichneten Publikationen verwiesen werden, die sich mit der Frage der Berufsmotivation einerseits und mit den sozialpsychologischen Aspekten der Berufstätigkeit andererseits auseinandersetzen: Weinert, A.B.: Die Rolle der Persönlichkeit in Berufswahl und Spezialisierung, aufgezeigt am Beispiel des Krankenpflegeberufs, in: *Die Schwester/Der Pfleger* 23 (1984) 4, S. 289-300; Bartholomeyczik, S.: Wer

Diese mit der Berufswahl verknüpften Hoffnungen, nämlich: Menschen helfen zu können, werden in der täglichen Praxis nicht erfüllt. Durch Personalmangel wird der Kontakt zu sterbenden Patienten als »mangelnd« beklagt, sie können nicht richtig begleitet werden und man muß, mit schlechtem Gewissen, die Versorgung des sterbenden Menschen vollständig den Angehörigen überlassen. Selbstvorwürfe, die eigenen Vorstellungen an den Beruf nicht verwirklichen zu können, finden sich dann in Äußerungen, wie den folgenden:

»(...) *ich hätte sicher in vielen Situationen anders reagiert, hätte auch besser reagieren können, besser antworten können, mich besser verhalten können, als ich das letztendlich gemacht hab', das einfach die persönliche Unfähigkeit hervortrat.*«

»(...) *ich hatte einfach nicht die Zeit gehabt, oder die Muße gehabt, mich vorher mit dem Patienten auseinanderzusetzen, (...). Ich weiß nicht, ob es manchmal vielleicht drin gewesen wäre, ob man nur die Schotten dicht gemacht hat, weil von allen Seiten da so Ansprüche kamen (...).*«

Natürlich lassen sich diese Selbstvorwürfe durch die institutionellen Rahmenbedingungen des Krankenhauses begründen, wobei kaum zu trennen ist, ob die institutionellen Bedingungen die Verwirklichung eigener Berufsvorstellungen verhindert, oder ob die Bedingungen des Krankenhauses vorgeschoben werden, um den eigenen und den (vermeintlichen) Ansprüchen der Gesellschaft[300,301] an die Berufsrolle Krankenschwester im Sinne der 'sozialen Erwünschtheit' gerecht werden zu können. Immerhin könnte es ja sein, daß jüngere Krankenschwestern eigentlich gar nicht mehr das 'Helfen wollen' in den Vordergrund ihrer Berufsauswahl stellen, sondern andere Gründe, wie z.B. krisensicherer Beruf etc.. Interessanterweise läuft die 'Werbung' für den Krankenpflegeberuf derzeit offenbar auf (mindestens) zwei Ebenen. Einerseits wird gerade der »helfende Beruf« hervorgehoben, andernorts wird darauf hingewiesen, daß von den zukünftigen Auszubildenden in der Krankenpflege »das Interesse, selbständig zu arbeiten und kritisch zu lernen (erwartet wird), nicht zu dienen!«

---

sind die Pflegenden? Veränderungen in den letzten 20 Jahren, in: *Deutsche Krankenpflege-Zeitschrift* 44 (1991) 5, S. 354-358.

300 In seltener Deutlichkeit hat sich Horn zu der Problematik geäußert. Er führt das Problem »Pflegenotstand« u.a. darauf zurück, »daß Hilfe im Sinne des Dienens nicht mehr als achtbare Tugend empfunden wird; die Vorstellungen von der Mündigkeit und der individuellen Freiheit steht der Selbstlosigkeit des Dienens entgegen«. Er fordert daher konsequent: »(...) es muß darum gehen, zu versuchen, diese Intention der Nächstenliebe, von hilfe- und Pflegebereitschaft in unserer Gesellschaftsstruktur miteinzubringen, in unserer Wertvorstellung zu verwirklichen. Es muß möglich sein, Fragen an die Richtigkeit und Tragfähigkeit unserer heutigen Denkweise und unseres moralethischen Bewußtseins zu richten.« *Deutsches Ärtzblatt* 87 (1990) 18: 888f.

301 Weitere interessante Informationen finden sich in Wenz, H.: Das Bild der Krankenpflege in der Öffentlichkeit, in: *Die Schwester/Der Pfleger* 27 (1988) 7, S. 569-571 und Nr. 9, S. 717-719.

Eine Anzeige (Abbildung 11) aus der Tagespresse der jüngsten Zeit, spiegelt dieses Dilemma wider:

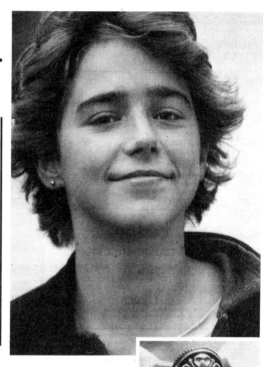

»Ich werde Diakonieschwester. Warum eigentlich nicht?«

Meine Freundinnen behaupten, daß ich besonders gut mit Menschen umgehen kann. Und bei uns zu Hause wissen alle, daß sie sich auf mich verlassen können. Als ich überlegen mußte, was ich nach der zehnten Klasse mache, hat mir jemand gesagt, ich solle doch Diakonieschwester werden. Erst fand ich das völlig abwegig, aber dann habe ich mich genauer informiert.

Mit viel Geduld, Fröhlichkeit und fundiertem Fachwissen anderen Menschen zu helfen – das paßt zu mir und ist mehr als irgendein Beruf. Um diese tägliche Herausforderung zu meistern, bekomme ich eine hervorragende Ausbildung. Und ich gehöre zu einer Gemeinschaft, die durch mehr zusammengehalten wird als nur durch den gleichen Job.

Deshalb werde ich Diakonieschwester. Ich bin froh, daß ich diese Entscheidung für mich getroffen habe.

Abbildung 11, aus: *Die Zeit* Nr. 20, 20. Mai 1991

Besonders deutlich wird die Problematik zum Kontakt zu den Patienten, wenn es um sterbende Patienten geht. Verschiedene Untersuchungen zeichnen ein unheitliches Bild bzgl. der Belastung des Pflegepersonals beim Umgang mit Schwerkranken und Sterbenden. Die Studie der DAG[302] belegt, daß die Arbeitsunzufriedenheit beim Pflegepersonal nur zu 6 % durch Konfrontation mit Leiden und Sterben bedingt ist, Orendi[303] berichtet, daß die Pflege Schwerkranker und Sterbender auf Rang 10 einer Belastungsskala einzuordnen ist, doch können wir eher der Untersuchung von Widmer[304] zustimmen, der den größten Belastungsfaktor für die Pflegenden im Themenbereich »Patient und Ethik« finden konnte. Ein großer Teil der Befragten hat offenbar eine andere Vorstellung von Sterbebegleitung, als sie in der Realität möglich ist:

»Also es ist unbefriedigend, finde ich, das ist keine Begleitung von Sterbenden, das ist ein Aufbewahren, bis sie denn endlich tot sind, brutal ausgedrückt« – und dies ist den Angehörigen als *»sehr gute Pflege«* zu verkaufen.

Aber auch die eigene Betroffenheit beim Umgang mit den sterbenden Patienten wird immer wieder geäußert:

Der Umgang mit dem Sterben, *»...was nie zur Routine wird, man ist da jedesmal eigentlich wieder neu betroffen«.*

Miterleben zu müssen, wie die Patienten verfallen, führt dazu, daß man »die vielen Sterbenden« irgendwann nicht mehr aushalten kann:

»... die psychische Belastung, mit dem Elend, den Sterbenden fertig zu werden, ...« »... ich hab angefangen, davon zu träumen,...«

Es wurde schon mehrfach auf die 'institutionellen Rahmenbedingungen' des Krankenhauses eingegangen. Das Problem zu wenig Zeit für die Patienten zu haben, stellt deshalb ein Problem für die Befragten dar, weil sie einerseits ihrem eigenen Berufsbild nicht entsprechen können, andererseits versuchen, schwerstkranken Patienten gerecht zu werden, dies aus Zeitmangel häufig nicht leisten können und dann auch die anderen Patienten zu kurz kommen zu sehen:

» (...) sehr, sehr frustrierend, sowenig Zeit für die zu haben.«

Gleichzeitig stellen die befragten Pflegenden allerdings auch eine – von ihnen zumindest verändert wahrgenommene – *Anspruchshaltung der Patienten*

---

[302] Jeschke, H., Dern, W.: Der Pflegenotstand – eine andere Betrachtungsweise, in: *Krankenhaus Umschau* (1990) 6, S. 434

[303] Orendi, B.: Zur Situation des Pflegepersonals in der Schweiz – Ergebnisse einer Repräsentativbefragung, in: *Das Krankenhaus* (1989) 8, S. 437f.

[304] Widmer, M.: Stress, Stressbewältigung und Arbeitszufriedenheit beim Krankenpflegepersonal, Aarau 1989

und deren Angehörigen fest. Herschbach bestätigt diese Befunde und beschreibt, das aggressive und vorwurfsvolle Verhalten der Patienten und das mißtrauische Verhalten der Angehörigen als größten belastenden Faktor für Pflegende.[305]

»(...) *daß die Anspruchhaltung der Patienten sich geändert hat, (...) das ist mir früher nie so aufgefallen, (...) dieses: ich bin hier König, (...)*.«

»(...) *die Ansprüche der Patienten sind halt auch gestiegen (...)*.«

»(...) *irgendwie geben viele Angehörige ihre Leute ab, jetzt macht mal und das ist jetzt eure Verantwortung (...), weil ich nicht soviel Zeit habe, (...), (mich auf) langwierige Diskussionen ein(zu)lassen, (...), unterschwellig auch die Vorwürfe zu spüren, man ist ja eh nur die faule Schwester.*«

Gelegentlich wird von den Befragten die Problematik dahingehend spezifiziert, daß die Arbeit 'für den Patienten' insofern unbefriedigend ist, als die Patienten ja doch immer wieder kommen[306]:

»(...) *hat man auch das Gefühl gehabt, man arbeitet hier, man rackert sich ab, aber das bringt nichts, wenn die Patienten in regelmäßigen Abständen wiederkamen (...) oder weil der Zucker dann wieder entgleist ist (...)*.«

Störung des Privatlebens

Wenn die Autoren zu Beginn dieser Arbeit von der 'beruflichen Sozialisation' gesprochen haben, dann finden sich in den Interviews eine Vielzahl Anmerkungen dazu. Auch hier lassen sich drei Schwerpunkte herausarbeiten: Die Veränderungen der eigenen Persönlichkeit, die Angst vor eigener Krankheit und weitere Auswirkungen auf das Privatleben, z.B. in privaten Beziehungen.

Es ist erschreckend festzustellen, wie die Befragten die *Veränderung ihrer eigenen Persönlichkeit* durch den Beruf artikulieren:

»(...) *das ist eigentlich relativ schnell gegangen, daß sie* (die Mutter) *das* (nämlich, daß die Befragte »hart« oder »verbittert« geworden sei) *so gesagt hat, das war schon während der Ausbildung. (...) Wir mußten ja bis zu einem gewissen Grad hart werden, also hart kann man ja dann in viele Richtungen interpretieren, was alles schon hart ist und was noch*

---

305 Herschbach, P., a.a.O., S. 434ff.
306 Ähnlich wird dies auch von Käpeli zumindest ansatzweise berichtet: Käpeli, S.: Pflege-bezogene Arbeitszufriedenheit beim Pflegepersonal – eine Übersicht aus dem Universitätsspital Zürich, August 1990, unveröff.Manuskript.

nicht hart ist, weil, man kann ja nicht alles an sich heranlassen. (...) aber so die Härte, das hat sich vielleicht doch zugespitzt oder einfach, daß man nicht mehr so viel ausgehalten hat oder nicht mehr soviel zurückgeben konnte an den Patienten, wie man schon konnnte, obwohl man doch schon etwas hart war.«

»Das es furchtbar ist, wie tief man kommt, mit sich persönlich, manchmal durch den Beruf.«

In merkwürdiger Diskrepanz steht hier die Feststellung, man müsse ja 'hart' werden, im Verhältnis zu der Tatsache, daß man den Patienten nicht gerecht werden kann. Die Aussagen zeigen deutlich, daß den beruflich-emotionalen Anforderungen nur ein »dickes Fell« bzw. eine gewisse »Härte« entgegengestellt werden kann. Andere Coping-Strategien scheinen weitgehend unbekannt zu sein.

Der Umgang mit schwangeren Frauen, die auf Grund einer Risikoschwangerschaft auf den Stationen der Befragten liegen, führt zur Auseinandersetzung mit einer möglichen eigenen Schwangerschaft, die *Angst vor Komplikationen* bei der möglichen eigenen Schwangerschaft steigt. Dies erscheint nicht verwunderlich, ist doch die Identifikation mit den vorher gesunden Menschen, die sozusagen 'aus heiterem Himmel' erkranken, hoch. Die durch diese akuten Erkrankungen erlebten Bedrohungen, die Patienten und Angehörige in Gesprächen auch immer wieder verbalisieren, treffen im Grunde auf Pflegende, die selber gesund sind, sich aber der Bedrohung durch Krankheit und Tod ständig aussetzen:

»(...) die psychische Belastung durch die Konfrontation mit dem Patienten (...)«

»(...) mein Gott, wenn du mal ein Kind kriegst.«

Umgang mit Risikoschwangerschaften: *»(...) schon sehr geknickt (...) ein, zwei Tage daran zu knacken (...) und wieso gerade bei ihr (...).«*

Von besonderer Bedeutung sind allerdings die *Auswirkungen auf das Privatleben* und die privaten Beziehungen der Befragten durch den Beruf. Ganz offenbar gelingt es den Pflegenden trotz erheblicher Anstrengungen nicht 'hart' zu werden oder 'abzuschalten'. Es kommt – wie Jürgens-Becker es formuliert – zur »emotionalen Überforderung«[307], da die Pflegenden den Patienten umsorgen und beschützen möchten, jedoch mit diesem Anspruch in ihren physischen und psychischen Möglichkeiten überfordert werden. Dies wird deutlich an folgenden Interviewaussagen:

---

307 Jürgens-Becker, A.: Die Situation der Krankenschwester, in: *Deutsche Krankenpflege-Zeitschrift* (1987) 11: Beilage

»(...) habe mir sämtliche Nächte um die Ohren geschlagen, also lag da zu Hause und wußte weder ein noch aus (...).«

»(...) da war das Verhältnis (zum Freund) arg zugespitzt.«

»(...) dann hinterher zu Hause abschalten, das ist manchmal ganz schön schwer gefallen.«

»(...) Im Laufe der Zeit bin ich auch mit dem Abschalten besser klar gekommen.«

»(...) das hat man dann kompensiert, aber wenn's so überhand nimmt und man eigentlich in keine Richtung mehr kompensieren kann, und man sich für zu Hause nichts mehr vornimmt und plant, dann wird man halt abgeschlafft und hat Kopfweh.«

»Ich nehm's manchmal schon mit heim, ja, also grad wenn man zu einem Patienten eine besonders enge Beziehung hat, nimmt man das glaub'ich immer mit heim, ich kann's mir nicht anders vorstellen.«

»Während der Arbeit hat man mir das nicht angemerkt, daß mich das besonders belastet hat, aber wenn ich nach Hause gekommen bin (...).«

Trotz aller Probleme, die sich durch die Berufstätigkeit ergeben, gilt in manchen Fällen:

»(...) der Patient darf nicht unter deinen privaten Problemen leiden (...).«

Erstaunlicherweise wird die Beeinträchtigung des Privatlebens anders thematisiert, als dies von den verschiedenen Befragungen bekannt ist. In den Befragungen z.B. der DAG[308] werden eher die Folgen der vorliegenden Studie genannten Auswirkungen auf das Privatleben benannt: Pflege der Hobbies; sich um Fortbildung kümmern etc. ist kaum möglich.[309,310]

Die Veränderungen der durch die Patienten empfundenen Belastungen während der Berufstätigkeit haben leider nur wenige der Probanden graphisch dargestellt (s. Abb. 12). Die wenigen Kurven zeigen allerdings, daß diese Art der Belastungen auch nach längerer Berufstätigkeit eine bestimmte Bedeutung in der persönlichen Beurteilung der Pflegenden haben. Inwieweit sich die »Abhärtung« in diesen Kurven darstellen läßt, muß derzeit noch offen bleiben.

---

308 Deutsche Angestellten-Gewerkschaft: Arbeitssituation im Pflegedienst, 1988
309 Siehe auch die Untersuchungen von Düpmann, H. et. al.: Arbeitsbedingungen des Krankenpflegepersonals, in: *Krankenpflege* (1985) 12, S. 438f.; Fuchs, J. et al.: Arbeitsbelastungen in der Krankenpflege und ihre Auswirkungen, in: *Deutsche Krankenpflege-Zeitschrift* (1987) 1, S. 50f.
310 Bartholomeyczik, S.: Gefangene im eigenen Netz? In: *Dr. med. Mabuse* 72 (1991) S. 22ff.

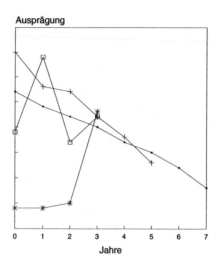

Abbildung 12

4.5 Belastung durch berufliches Selbstverständnis und Persönlichkeitsstruktur

Das berufliche Selbstverständnis von Krankenschwestern ist im Einzelfall sicher aus mehr Faktoren definiert, als aus ihrer Rollenidentität, ihrem individuellen und gesellschaftlichen Berufsbild, ihrem Selbstbewußtsein und ihrem Innovations- und Karriereverhalten. Doch dies sind die Faktoren, bei denen Belastungen in der beruflichen Sozialisation auftreten.

Erschreckend stellt sich dar, daß in dieser Kategorie 60 % der Befragten durch das Einfinden in eine Rollenidentität belastet sind. Selbstbewußtsein und die Wertigkeit des Berufsbildes haben einen starken Einfluß auf diesen Prozeß, sind aber gleichzeitig selbst starke Belastungsfaktoren. Probleme beim Einfinden in eine neue Rolle korrelierend mit geringem Selbstbewußtsein verhindern, daß Krankenschwestern einen eigenen sicheren Standpunkt erarbeiten können um im Spannungsfeld zwischen Patienten und Ärzten, Vorgesetzten und Schülern, Verwaltung und zentralen Diensten nicht hin und hergerissen oder ausgenutzt werden.[311]

---

311 Vgl. Widmer M.: Streß, Streßbewältigung und Arbeitszufriedenheit beim Krankenpflegepersonal, Aarau 1988, S. 198f.

Rollenidentität finden

Wie groß die Probleme von Krankenschwestern beim Finden ihrer Rollenidentität zum Beispiel beim Einstieg in das Berufsleben, bei Positionswechseln oder im Umgang mit Patienten sind, ist in den vorangegangenen Abschnitten bereits ausführlich diskutiert. Darüber hinaus sind Krankenschwestern im Finden ihrer Rollenidentität auch durch ihr eigenes Selbstwertgefühl belastet. Dies bestätigen Krankenschwestern nach dem Wechsel in die Position der stellvertretenden Leitung:

»*(...) ich fand mich da überhaupt nicht zurecht. Ich hatte immer so'n bißchen, ja Minderwertigkeitskomplexe, vielleicht auch – daß ich dieser Rolle einfach nicht gewachsen bin oder diesen Anforderungen.*«

»(Ich) *hab so versucht, mich so auf die selbe Stufe mit denen zu stellen, das hat nicht so richtig geklappt.*«

Eine klare Beschreibung zumindest der formalen Rolle durch genaue Stellenbeschreibungen könnte Abhilfe schaffen. Eine Schwester, die ihre Position formal definieren kann, hat es leichter sich auch emotional mit dieser Position/Rolle zu identifizieren und wird weniger belastet sein.

Berufsbild

Neben fachlicher Kompetenz, guter Einarbeitung in eine neue Stelle und dem eigenen Selbstwertgefühl sind Krankenschwestern bei der Rollenidentifikation, durch den gesellschaftlichen Stellenwert und das Ansehen ihrer Rolle im Krankenhaus belastet. Die Belastung tritt auf, wenn die eigene Vorstellung vom Stellenwert des Berufs abweicht von derjenigen anderer Mitarbeiter im Krankenhaus.

»*(...) ja und dann meine ich auch, daß das auch ein anspruchsvoller Beruf ist im Gegensatz zu dem was allgemein unter nicht Krankenhäuslern vorherrschend Meinung ist, (...) daß viele Leute meinen, man ist Krankenschwester, naja sowas (...) ich bin so'n bißchen mit einer Friseuse verglichen worden.*«

Die Realität im Krankenhaus läßt Krankenschwestern nur wenig von ihren Vorstellungen einer 'guten Schwester' verwirklichen. Das eigene Selbstkonzept, geprägt durch den Anspruch anderen 'helfen zu wollen', Altruismus, persönlichem Zufriedenheits- und Sicherheitsbedürfnis, kann im beruflichen Alltag auf der Station nicht umgesetzt werden[312] und führt so zu ständiger Belastung.

---

312 Vgl. Schmidbauer, W.: Die hilflosen Helfer – Über die seelische Problematik der helfenden Berufe, Reinbeck 1983

Eine Krankenschwester definiert den möglichen beruflichen Wertmaßstab:

»(wir) *hatten irgendwie diesen Maßstab, man muß das fertig kriegen und alles auch machen, man kann nichts liegen lassen, das muß so sein, (...).*«

Andere schildern die Belastung der beschriebenen Diskrepanz:

»(...) *ich hab einfach gemerkt, daß ich jetzt von meinem Anspruch, den ich hatte nach dem Examen, unheimlich runter gehen mußte und unheimlich viele Kompromisse eingehen mußte (...) ich kann das einfach nicht mehr aushalten, (...).*«

»(...) *ich hab mir eigentlich auch überlegt hinterher, warum ich das eigentlich mache und ob ich das überhaupt aushalten kann, weil das ist des öfteren ziemlich an der Schmerzgrenze, das ist ein himmelweiter Unterschied zwischen den Vorstellungen, die ich habe und dem was halt läuft, (...).*«

In diesem Bereich ist die Darstellung des Berufs in den Medien, im Rahmen der Pflegenotstandsdiskussionen belastend. So sagt eine Krankenschwester:

»*Ich denke mir, die ganzen Diskussionen aus der Presse sind eher uneffektiv, weil die Schüler werden noch weiter vertrieben, (...) ich müßte ja echt bescheuert sein wenn ich jetzt in den Beruf reingehe, wo jeder mir sagt, du wirst schlecht bezahlt, kriegst zuviel Streß und sowas.*«

Die Uneinigkeit der Pflegenden untereinander, ebenso wie die ständigen Bemühungen anderer Berufsgruppen im Krankenhaus das Berufsbild Pflege zu definieren, verstärkt das Rollenidentifikationsproblem und behindert die Entwicklung eines eigenständigen Berufsbildes. Exemplarisch stehen hier die Aussagen von drei Krankenschwestern:

»(...) *das gehört nicht zu unseren Aufgaben, Blut abzunehmen (...). Das war ein langer Krieg, teilweise sehr frustrierend, weil Kollegen auch immer wieder einem in den Rücken gefallen sind. (...)*«

»(...) *überhaupt diese ganzen Randbedingungen, dieser ärztliche Dienst (...). Sich dagegen immer permanent zu wehren (...) wird halt auch schwieriger (...) durch mein Berufsbild, (das) jetzt eigentlich erst sich geformt hat (...).*«

»(...) *wobei so schlaue Schwestern meinen, sie müßten das untergraben und das war so ein Hick-Hack bis das dann mal so richtig durchgesetzt war*« (nämlich daß Krankenschwestern nicht mehr bei Interruptiones assistieren müssen).

Das Erleben der Diskrepanz ihrer real ausgeübten beruflichen Tätigkeit und demgegenüber der eigene Anspruch an diese, veranlaßt einige vom Erlernen des Berufs abzuraten, obwohl sie selbst sich nicht mit Austiegsgedanken tragen:

»(...) *Also wenn mich jetzt einer fragen würde: 'Ich könnte demnächst Krankenschwester werden, soll ich das machen?', würde ich sagen: 'Nein'.*«

Andere sind durch diese Diskrepanzen auf dem Weg den Beruf zu verlassen.

»(...) *einerseits bin ich gerne Krankenschwester, (...) aber andererseits ist es eben total frustrierend, teilweise bin ich 'n bißchen gespalten, manchmal möchte ich überhaupt nicht mehr und dann bin ich's wieder ganz gerne (...).*«

» (...) *für mich stellte sich die Frage, entweder Weiterbildung oder ganz raus (...).*«

Krankenschwestern erleben fast ständig offene oder subtile Diskriminierungen und Kränkungen durch Vorgesetzte, Ärzte und andere Berufsgruppen im Krankenhaus, aber auch durch die Darstellung des Berufs in den Medien. Ihr Fazit den Beruf zu verlassen, kann daher kaum verwundern.

»(...) *mittlerweile bin ich sechs Jahre in dieser Klinik (...) kommen immer wieder so Momente vor, wenn ich überlege, endlich mal, du mußt jetzt aufhören und das kommt (...) meistens nach einem Streitgespräch mit der Pflegedienstleitung. (...)*«

»(...) *ich hatte dann den Punkt, wo ich eigentlich auch keinen Nerv mehr hatte, weil ich bin jeden Tag frustriert zur Arbeit gegangen und ich hatte keine Lust mehr mich da jeden Tag aufzuregen, mit den Leuten anzulegen, es hat einfach keinen Spaß mehr gemacht. (...)*«

Krankenschwestern haben bei der Ausübung des Berufs ein großes Aufgabenrepertoire, das ihnen hohe soziale und fachliche Kompetenzen abverlangt.[313] Kommt es zu einer Überforderung zwischen ihren individuellen Fähigkeiten und den allgemeinen und individuellen Ansprüchen an ihre Berufstätigkeit, so führt dies zu einer hohen Belastung. Das kann sogar zu dem Wunsch führen mit der monotonen, aber in ihren Augen weniger belastenden Tätigkeit einer Industriearbeiterin zu tauschen. Nach Ansicht der Befragten ist die Industriearbeiterin vom Arbeitstag weniger erschöpft, so daß sie abends noch Routinetätigkeiten im Haushalt erledigen kann.

Exemplarisch ist die Aussage einer Krankenschwester:

---

313 Vgl. Bartholomeyczik, S.: Beruf, Familie und Gesundheit bei Frauen, Berlin 1988, S. 69f.

»*Daß man an sich selber zweifelt, an seinem Beruf, an allem einfach, daß man überlegt, ob man aussteigt oder bei Meier in die Fabrik geht und da an der Maschine steht, (...) aber daß man soviel Energie hat, daß man abends die Fenster putzt.*«

Wie wichtig ein positiv definiertes Rollenverständnis und Berufsbild für die Handlungsfähigkeit von Pflegenden im Alltag und zur Entwicklung eines ausreichenden Selbstwertgefühls ist, mag folgende Aussage verdeutlichen:

»*(...) ich denke mir ich bin jetzt ein bißchen egoistischer geworden, ich denk ein bißchen mehr an mich*[314] *(..., dann) denke ich, es ist mein gutes Recht diese Ausbildung zu machen, da müssen mittlerweile andere Leute herhalten, daß sich die Situation in den Krankenhäusern ändert.*«

Innovationsversuche

Innovatives Verhalten, also eine aktive Gestaltung der Arbeit im eigenen Bereich wie die Einführung von Neuerungen, zum Beispiel der Pflegedokumentation oder neuer Pflegetechniken scheitert meistens an den Vorgesetzten und nicht (wie im folgenden Beispiel) am Stationsteam. Die Rolle der Vorgesetzten ist bereits im Kapitel 4.3 diskutiert worden.

Einige wenige Befragte schildern die Tatsache des 'Scheitern' eigener Innovationsversuche bei ihren Kollegen auf Station oder im Krankenhaus als belastend. Belastend bei Innovationsversuchen ist nicht das Scheitern an sich, sondern die fehlende Auseinandersetzung mit den Kolleginnen oder eine nicht klare Ablehnung der eigenen Vorschläge, wie es folgende Aussage verdeutlicht:

»*(...) es unterstützen mich alle ganz fürchterlich in meiner Meinung, aber es passiert halt nichts (...).*«

Das heißt die Kolleginnen nehmen weiterhin Blut ab, statt diese Tätigkeit den Ärzten zu überlassen oder zumindest gemeinsame Strategien zu diskutieren.

Karriereplanung

Weinert stellt fest, daß 'Dominanzstreben', 'Unabhängigkeit' und 'unabhängiges Leistungsstreben' niedrige Werte auf der Werteskala einer Krankenschwester sind.[315] Mit dem Berufsbild 'Krankenpflege' verbindet sich daher, daß über eine aktive Planung der eigenen Karriere nicht gesprochen werden darf. Ein Übertreten dieses `Tabus` führt zu Auseinandersetzungen und zur Belastung der Person. Sie wird zum Außenseiter:

---

314 Anm. d. Verf.: Krankenschwester denkt nicht mehr so sehr an die auf ihrer Station zurückbleibenden Kollegen.

315 Vgl. Weinert, A.B.: Die Rolle der Persönlichkeit in Berufswahl und Spezialisierung, aufgezeigt am Beispiel des Krankenpflegeberufs, in: *Die Schwester/Der Pfleger* 4/84, S. 290

»(...) *so mit am schlimmsten fand ich vor allen Dingen, (...) wenn ich mich zu irgendeiner Sache geäußert habe, dann hieß es gleich, ja es ist logisch, daß du dich gleich so äußerst, du willst ja schließlich auch mal PDL werden, (...).*«

»(...) *dann arbeitest du immer gegen den Strom. (...)*«

Selbstbewußtsein

Mangelndes Selbstbewußtsein ist ein hoher Belastungsfaktor von Krankenschwestern. Er steht damit an vierter Stelle der von den Autoren erstellten Rangliste der Belastungsfaktoren. Das mangelnde Selbstbewußtsein schränkt die Pflegenden in ihrer Handlungsfähigkeit ein, nimmt ihnen den Mut, sich mit Problemen aktiv auseinander zu setzen und führt zu einem ständigen, nagenden Ärger in ihrer Person:

»*Da war ich schon so zermürbt, da hab ich dann gesagt, jetzt laß ich's* (mit Oberschwester reden), *außer die Gelegenheit ergibt sich mal so richtig, und sie hat sich aber nie ergeben, und irgendwann war es dann auch zu spät (...)*«

»(...) *das kommt denn noch dazu, dieser Ärger den man in sich hat (...).*«

»(...) *ich wollt einfach, daß da kein Krach gibt und daß ich wirklich auch alles gemacht bekomme. Das war so – wirklich markant.*«

»(...) *und ich hatte wahrscheinlich auch ein bißchen Angst, wenn ich da groß aufmucke, daß ich dann eher noch in die ganzen Dienste reingedrückt werde oder daß die Situation erst mal noch unangenehmer wird als sie schon war.*«

Mangelndes Selbstbewußtsein, sowie der innere Ärger nicht aktiv werden zu können und damit zur Passivität verurteilt zu sein, werden zu einem Multiplikator bei vielen anderen Belastungsfaktoren. Heck[316] ermittelt in ihrer Studie, daß aktive und leistungsfähige Krankenschwestern zufrieden sind, während Passivität zu Überbelastungsempfinden führt.[317] Es wird allerdings bei Heck nicht klar, inwieweit die Ursache der Passivität eine Rolle hinsichtlich der Überbelastungsempfindungen spielt. Die Ergebnisse der in dieser Studie ausgewerteten Interviews zeigt, daß die 'erzwungene' Passivität zur Belastung wird. Ob andere Ursachen der Passivität zu anderen Belastungen führen, bleibt offen. Darüber hinaus wird erneut deutlich, daß verschiedene Autoren 'ihren' Belastungsbegriff nicht eindeutig operationalisieren und eine Vergleichbarkeit somit unmöglich machen.

---

316 Heck, H. et al., a.a.O., S. 3
317 Vgl. Kap. II.1

Veränderung des Selbstbewußtseins

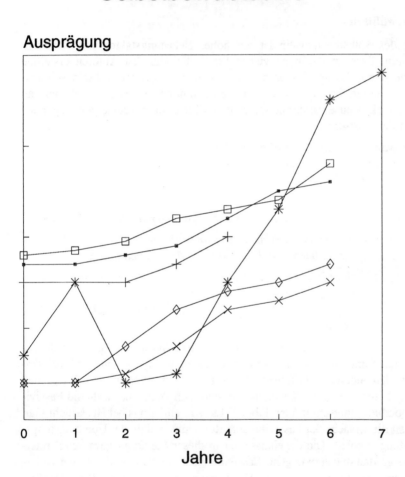

Abbildung 13

Veränderungen des Selbstbewußtseins

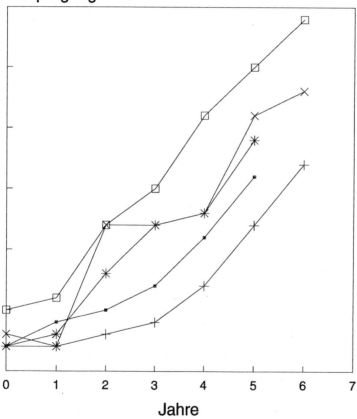

Abbildung 14

In den Abbildungen 13 und 14 sind die Entwicklungskurven des Selbstbewußtseins dargestellt, die elf von achtzehn Befragten am Ende der Interviews selbst zeichneten. Das Selbstbewußtsein wird zu Anfang der Berufstätigkeit überwiegend als gering bis fast nicht vorhanden eingeschätzt und steigt in unterschiedlichem Maße während der beruflichen Sozialisation. Eine Steigerung findet statt, wenn Krankenschwestern Belastungen, zum Beispiel in der Auseinandersetzung mit Ärzten bezüglich der Aufgabenverteilung, positiv bewältigt haben:

»*Auch die Schwierigkeiten halt bei mir so, sich mal auch so durchzusetzen. Also auch mal so den harmonischen Rahmen zu sprengen, (...).*«

»*(...) dann hab ich schon immer gezittert, hoffentlich kommt er (Chefarzt) heute nicht oder war schon da (...), ich hatte schon ziemlich Schiß vor dem eigentlich, das hat mich total belastet*« (und heute nicht mehr so).

Der Veränderungsprozeß 'steigenden Selbstbewußtseins' vollzieht sich nur langsam und ist bei einer retrospektiven Untersuchung über sieben Jahre als vorläufiges Ergebnis zu betrachten. Die Autoren unterstützen hier Weinerts Forderung nach einer differenzierten Untersuchung, längsschnittlich den Einfluß beruflicher Prägung auf die Persönlichkeitsentwicklung über viele Berufsjahre zu verfolgen.[318] Denn nur so kann letztendlich geklärt werden, ob es sich bei diesen Veränderungen der Persönlichkeitsstruktur um individuelle oder berufliche Sozialisationseffekte handelt.

Exemplarisch mögen folgende drei Aussagen von Krankenschwestern diesen Entwicklungsprozeß verdeutlichen.

»*Früher habe ich eher mal zu Sachen Ja und Amen gesagt, aber das tut man halt jetzt nicht mehr. Ich versuche schon mal den Mund aufzumachen und sag auch mal beim Chefarzt mal was, das hätte ich mir früher nie getraut, also da hätte ich mir vor Angst wirklich in die Hose gemacht. (Selbstbewußtsein) (...) ich glaub das ist besser geworden. Im Laufe der Jahre steigt das schon in gewisser Weise.*«

»*(...) das ist eben auch die Gefahr, daß man, was ich auch gemacht hab, ich hab mir jeden Schuh angezogen.*«

»*(...) damals hatte ich noch nicht soviel Selbstbewußtsein, zu sagen, hier stehe und hier bin ich und hab auch keine Lust mehr, das hier mitzumachen, wie ihr das immer wollt. (...)*«

---

318 Vgl. Weinert, A.B., a.a.O., S. 289

Geringes Selbstbewußtsein der einzelnen Krankenschwester wird gefördert durch den gesellschaftlichen und institutionellen Stellenwert des Pflegeberufs. Die Berufsbezeichnung 'Krankenschwester' ist zwar geschützt[319], nicht aber die Berufstätigkeit, was dazu führt das Aushilfen, Studenten und Zivildienstleistende mit Aufgaben der Krankenschwester betraut werden können. Eine Krankenschwester formuliert deutlich:

»*Warum habe ich drei Jahre gelernt, wenn jeder Student und angelernte Aushilfe das auch machen kann?* (...) *man empfindet den Beruf dann so nach und nach, ja, oder man hat fast den Eindruck, man hat da so etwas Minderwertiges gelernt, was sowieso jeder kann.*«

Ein höherer gesellschaftlicher Stellenwert der Pflege durch entsprechende gesetzliche und politische Maßnahmen, ein kooperativer Umgang zwischen Krankenschwestern, Ärzten und anderen Berufsgruppen sowie ein demokratischer Führungsstil, könnte nach Ansicht der Autoren zu einer Verbesserung des Selbstbewußtseins und damit letztendlich zu einer qualitativ besseren Pflege führen.

Die tägliche Arbeit eines Menschen ist ein zentraler Aspekt seines persönlichen Lebens, ist Ausdruck seines Selbstkonzepts und Quelle der persönlichen Wertschätzung und dient nicht allein nur der Befriedigung seiner Grundbedürfnisse. So bestätigen die nachfolgenden Aussagen einiger Krankenschwestern die Thesen, die Schmidbauer[320] und Weinert[321] formulierten:

»*Also lange Gewitterstimmung oder so lange Nachtragung, das kann ich schlecht ab.*«

»*Also ich würde sagen, daß* (das Selbstbewußtsein) *immer gleich geblieben ist außer so kleinen Schwankungen. So super selbstbewußt bin ich eigentlich nicht.* (...) *Viele sagen* (merkwürdigerweise) *halt, ich wär total selbstbewußt.*«

Die Persönlichkeitstruktur von Krankenschwestern ist geprägt von einem großen Bedürfnis anderen zu helfen, sie zu beschützen und sich selbst dabei herab zu setzen, bei gleichzeitiger Geringschätzung von unabhängigen Leistungen und Dominanzstreben. So werden Innovationsversuche von den Kollegen als dominantes Verhalten abgelehnt und ignoriert. Dies führt bei einer Betroffenen zum Gefühl der Nichtwertschätzung und fördert ihr geringes Selbstbewußtseins.

»(...) *also wenn ich gesagt habe: die Sachen, die macht ihr wirklich falsch, die sind nicht richtig, dann hat das keiner ernst genommen.*«

---

319 vgl. Krankenpflegegesetz § 1 und § 2
320 Vgl. Schmidbauer, W., a.a.O.
321 Vgl. Weinert, A.B., a.a.O., S. 289ff.

Belastungen durch Probleme beim Finden der Rollenidentität, durch ein unzureichend definiertes Berufsbild und durch mangelndes Selbstbewußtsein, führen zu einer insgesamt stärker empfundenen Gesamtbelastung bei Krankenschwestern. Diese Faktoren wirken auf alle anderen Belastungsfaktoren, indem sie hemmen und Krankenschwestern an einer konstruktiven Bewältigung ihrer Belastungen hindern.

Um eine Reduktion dieser Belastungsfaktoren zu erreichen ist eine Förderung fachlich-pflegerischer, kommunikativer und personaler Kompetenz notwendig, zum Beispiel durch Gesprächsführungs- und Supervisionskurse oder durch eine gezielte und auf das Einsatzgebiet der Krankenschwester fachlich abgestimmte und betreute Einarbeitung. Sie kann das Selbstbewußtsein fördern und die Krankenschwester einen sicheren Standpunkt finden lassen. Zum Finden der eigenen Rollenidentität ist einerseits die genaue Definition der Rolle im Krankenhaus notwendig, zum Beispiel durch eine Stellenbeschreibung, andererseits ist der Gesetzgeber gefordert, nicht nur die Berufsbezeichnung sondern auch die Tätigkeit 'Krankenpflege' zu schützen.

Eine weitere notwendige gesetzliche Regelung muß im Bereich der Wertschätzung des Berufes erfolgen. Die Änderung des 'Heilhilfsberufs' zum de jure 'Beruf' vergrößert die Wertigkeit der Pflege: Kooperation ist schließlich nur zwischen gleichwertigen Partnern aus Pflege und Medizin möglich. Eine gesetzliche Maßnahme schließt jedoch eine grundlegende Änderung des Verhaltens vieler Ärzte nicht automatisch ein, trotzdem ist diese notwendig zur Stärkung des Selbstbewußtseins von Pflegenden.

Die politischen Parteien sind gefordert die traditionellen hierarchischen Krankenhausstrukturen zu überprüfen und eine zeitgemäße Änderung zu fördern. Dies würde bedeuten die Entwicklung des Hilfsberufs zum Beruf zu unterstützen. Für die Krankenhäuser ist ein partizipativer Führungsstil zu fordern, der Grundvoraussetzung ist, um Mitarbeiter zu beschäftigen, die sich ihres persönlichen Wertes sicher sein können.[322]

Zu fordern ist auch eine verbesserte Öffentlichkeitsarbeit und Imagepflege durch alle für das Gesundheitswesen Verantwortlichen, sowie finanzielle und gesetzliche Rahmenbedingungen um den Stellenwert der Pflege in Deutschland zu verbessern. Dies hätte Auswirkungen auf die Entwicklung der Persönlichkeitsstruktur von schon im Beruf tätigen Pflegenden, als auch auf zukünftig Auszubildende.

---

322 Vgl. Kramer, M. et al.: Magnetspitäler. Institutionen der Spitzenleistung, in: *Pflege* 2 (1989) 2, S. 122-135

5 Zusammenfassung der Ergebnisse

Aus der Schilderung von beruflich belastenden Situationen oder Faktoren im Verlauf ihrer Berufstätigkeit nannten von achtzehn Befragten folgende Belastung:
- Probleme beim Einfinden in die Rolle der examinierten Krankenschwester
- vorgesetzte Pflegedienstleitung
- Arbeitsklima mit übrigen Berufsgruppen im Krankenhaus, z.b. Stationsärzte, MTA's, Pflegende in Funktionsabteilungen
- Selbstbewußtsein
- ethische und moralische Gewissenskonflikte bei der Patientenbetreuung
- Arbeitsklima im Pflegeteam auf der Station
- Schwierigkeiten beim Finden der eigenen Rollenidentität
- schlechte Einarbeitung in neuer Klinik, auf neuer Station und in einer veränderten Position
- hohen Arbeitsanfall, der mit zu wenig oder nicht ausreichend qualifiziertem Personal bewältigt werden muß
- Projektion der Probleme und Krankheiten der Patienten auf sich selbst
- vorgesetzte Stationsleitung, stellvertretende Stationsleitung
- eine Störung des Privatlebens, da die Probleme am Arbeitsplatz mit »nach Hause« genommen werden.
- vorgesetzte Ärzte (Oberarzt, Chefarzt)
- organisatorische Bedingungen, z.B. bauliche Rahmenbedingungen der Station, des Krankenhauses
- Auswirkung des eigenen Berufsbildes auf die Arbeit und Reflexion des gesellschaftlichen Stellenwertes des Pflegeberufs
- starke körperliche Beanspruchung
- Arbeitszeiten im Krankenhaus
- Scheitern bei Innovationsversuchen, d.h. der Versuch etwas auf der eigenen Station zu verändern, mißlingt
- Probleme mit Angehörigen der Patienten
- Mitgliedschaft in einem Verband und dessen Präsenz für die Schwester im Krankenhaus
- Auswirkungen der eigenen Karriereplanung auf die Arbeitssituation

Die Hypothese, daß im Laufe des Hineinwachsens in die Berufsrolle und des Erwerbs der typischen sozialen Umgangsformen und Normen sich auch die Wahrnehmung beruflicher Belastung ändert, wurde voll bestätigt.

Für alle Befragten gilt, daß Veränderungen der Wahrnehmung der Belastung im Laufe der Berufszugehörigkeit geschehen. Sie erweisen sich abhängig von auslösenden Faktoren wie Rollenwechsel oder Rahmenbedingungen und nicht von der Dauer der Berufszugehörigkeit. Diese auslösenden Faktoren werden zur Darstellung und Diskussion der Belastungen nach ihrem Sinnzusammenhang in vier Kategorien eingeordnet. Eine genaue zeitliche Zuordnung ist lediglich bezüglich des für alle gemeinsam gültigen Zeitpunktes des Eintritts in das Berufsleben als »Frischexaminierte« möglich und zu einer anwendungsorientierten Auswertung daher wenig nützlich.

5.1 Belastung durch Arbeitsorganisation

Hierzu zählen die Faktoren: Probleme beim Einfinden in die Rolle der examinierten Krankenschwester; schlechte Einarbeitung in neuer Klinik, auf neuer Station und in einer veränderten Position; hoher Arbeitsanfall, der mit zu wenig oder nicht ausreichend qualifiziertem Personal bewältigt werden muß; schlechte organisatorische Bedingungen, z.B. bauliche Rahmenbedingungen der Station, des Krankenhauses; starke körperliche Beanspruchung; Arbeitszeiten im Krankenhaus.

An erster Stelle in dieser Kategorie wie auch bei der quantitativen Wertung aller genannten Belastungsfaktoren imponiert hier die Belastung durch Probleme beim Einfinden in die Rolle der examinierten Krankenschwester aufgrund einer übergangslosen Pflicht, hohe Verantwortung zu übernehmen sowie unzureichende Einarbeitung in bisher ungeübte oder unbekannte Tätigkeiten. Dadurch erhöht sich die ohnehin häufig belastend empfundene und hier an zweiter Stelle rangierende schlechte Einarbeitung in neuer Klinik, auf einer neuen Station und in einer veränderten Position. Hilfestellungen seitens der Vorgesetzten werden von allen Befragten vermißt, Einführungsprogramme, räumliche oder fachliche Orientierungshilfen wurden nicht erwähnt. Stattdessen wird oft von der Notwendigkeit berichtet, schon während dieser Belastungsphase die Schicht zu leiten oder sogar für die gesamte Stationsarbeit verantwortlich zu sein.

Die Belastung durch hohen Arbeitsanfall, der mit zu wenig oder nicht ausreichend qualifiziertem Personal bewältigt werden muß, wird ebenfalls von mindestens jeder zweiten Krankenschwester genannt, wobei eine solche Situation weniger als körperliche Belastung empfunden wird. Die Belastung entsteht durch den Versuch, auch unter den genannten Bedingungen eine möglichst hohe Pflegequalität zu sichern, und durch mangelnde Unterstützung der Ärzte oder der Vorgesetzten. Häufig sind die Krankenschwestern nicht mehr fähig ausreichend abzuschalten und sich zu erholen.

Die körperliche Beanspruchung nennt jede vierte Krankenschwester als belastend, auch hier immer im Zusammenhang mit auslösenden Faktoren wie Personalmangel oder Streß. Dieses Ergebnis steht im Gegensatz zu vielen Veröffentlichungen, in denen dieser Faktor wesentlich höher rangiert.

Wesentlich häufiger wird die Belastung durch schlechte organisatorische Bedingungen genannt, seien es lange Wege, enge Zimmer, fehlende Arbeitsräume oder sei es die Organisation auf Kosten der Pflegekräfte. Demgegenüber betonen die Krankenschwestern ausdrücklich, wenn arbeitserleichternde Hilfsmittel und Maßnahmen vorhanden sind.

Ebenfalls im Widerspruch zu anderen Untersuchungen erscheint die Belastung durch die Arbeitszeit weniger gravierend. Schichtdienst, Überstunden, Einspringen werden eher als Normalitäten des Berufs empfunden, eventuelle Einflußnahmemöglichkeit bei der Dienstplanung wird positiv erwähnt.

Die strukturbedingte Auslöserfunktion der Belastungsfaktoren dieser Kategorie erlaubt im Umkehrschluß die Beeinflussung im Sinne einer Entlastung durch strukturelle Maßnahmen wie z.b. Programme zur Mitarbeitereinführung. Die spontan positiv erwähnten Faktoren wie körperschonende Einrichtung und Arbeitsmittel sowie Mitgestaltung des Dienstplanes verdienen Pflege und Ausbau.

5.2 Belastung durch die Organisations- und Interaktionsstruktur

Hierzu zählen die Faktoren: vorgesetzte Pflegedienstleitung; Arbeitsklima mit übrigen Berufsgruppen im Krankenhaus, z.B. Stationsärzte, MTA's, Pflegende in Funktionsabteilungen; Arbeitsklima im Pflegeteam auf der Station; vorgesetzte Stationsleitung, stellvertretende Stationsleitung; vorgesetzte Ärzte (Oberarzt, Chefarzt); Mitgliedschaft in einem Verband und dessen Präsenz für die Schwester im Krankenhaus.

Die auslösenden Ursachen dieser Belastungsfaktoren sind nach Einschätzung der Autoren dem Führungsstil des Krankenhauses und dem weitgehend daraus resultierenden Betriebsklima zuzuordnen. Pflegedienstleitung, Chefärzte und Stationsleitung werden eher als Vertreter des Führungsstils gesehen, während das Betriebsklima sich eher im jeweiligen Team und in der Zusammenarbeit mit den gleichrangigen Mitarbeitern der übrigen Berufsgruppen zeigt.

Die Krankenschwestern beklagen häufig Unkenntnis und Desinteresse der Pflegedienstleitung bezüglich des tatsächlichen Arbeitsablaufes auf den Stationen. Sie fühlen sich menschlich und fachlich wenig unterstützt und sehen sich vernunftwidrigen, entwürdigenden Weisungen und Aussagen ausgesetzt. Entsprechend häufig wird die Pflegedienstleitung als unfähig empfunden und es wird von Pflegedienstleitungen ohne Fachweiterbildung berichtet oder in einem Fall sogar ohne Krankenpflegeausbildung.

Stationsleitungen haben nach den Erfahrungen der Befragten eher selten an einem Stationsleiterlehrgang teilgenommen. Die sicher auch für die Stationsleitungen daraus erwachsenden Probleme sind in der Kategorie »Belastung durch Arbeitsorganisation« zu finden, andererseits leiden die Mitarbeiter darunter. Besonders ältere Stationsleitungen tendieren zu einem strengen Regiment und Rigidität. Als belastende Folgen werden Angst, Gefühle der Ohnmacht und Kompetenzverlust geschildert. Jede zweite Krankenschwester erlebt im Verlauf ihres Berufslebens eine belastende Beziehung zur Stationsschwester oder/und ihrer Stellvertretung und bewältigt diese Belastung durch Wechsel der Station oder sogar des Krankenhauses.

Die Einstellung der Chefärzte und/oder Oberärzte gegenüber den Pflegekräften wird von fast jeder zweiten Krankenschwester als erlebter Belastungsfaktor benannt. Beispiele für Ignoranz, Wertminderung durch Worte oder Handlungen und Rücksichtslosigkeit werden geschildert, besonders belastend in Koinzidenz mit unzulänglicher Personalsituation. Ein weiterer Belastungsfaktor kann durch unterschiedliche Wertvorstellungen der Pflegekräfte und der Ärzte über den Umgang mit Patienten entstehen. Es geht hier insbesondere um die Aufrichtigkeit bezüglich Art und Prognose der Erkrankung.

Zusätzlich zu den durch den Führungsstil verursachten Belastungen empfinden drei von vier Krankenschwestern das Arbeitsklima als solches belastend. So berichten sie von einer vorherrschenden depressiven oder chaotischen Arbeitsatmosphäre. Auch unlösbar erscheinende Schwierigkeiten mit einzelnen Mitarbeitern sind sehr belastend und beeinträchtigen häufig das gesamte Team, wenn z.B. ein Mitarbeiter häufig fehlt oder bestimmte Entscheidungen nicht mitträgt. Personalmangel führt neben in anderem Zusammenhang aufgeführten Auswirkungen auch zum Verlust von Sicherheit, wenn zu oft mit immer anderen Aushilfen gearbeitet werden muß. Es fehlt der vertraute menschliche Kontakt, zudem ist der gewohnte Arbeitsablauf ständig gefährdet.

Das Arbeitsklima zu den übrigen Berufsgruppen im Krankenhaus wird überwiegend von Schwierigkeiten mit den ärztlichen Mitarbeitern geprägt, in weit geringerem Maß ergeben sich belastende Momente mit Mitarbeitern des Pflegedienstes von anderen Stationen sowie mit den Funktionsabteilungen.

In der Zusammenarbeit mit den Ärzten vermissen die Befragten sowohl angemessene Anerkennung als auch partnerschaftliches Verhalten, hinzu tritt eine Tendenz der Ärzte, sich bis zum »Butterbrot« bedienen zu lassen und andernfalls mit Sanktionen zu reagieren. Sie leiden unter widersprüchlichen Anordnungen oder seltener Präsenz der Ärzte auf der Station, die Einarbeitung neuer Ärzte in die Abläufe und Aufgaben obliegt zu einem großen Teil den Krankenschwestern und bedeutet erhebliche Mehrarbeit für sie.

Zwei Krankenschwestern klagten über die unterschiedliche Handhabung der Abgrenzung der Pflegetätigkeit von ärztlichen Tätigkeiten auf den einzelnen

Stationen und zwei Krankenschwestern fanden an der Zusammenarbeit mit den anderen Funktionsabteilungen den »Sofort-Befriedigungs-Anspruch« belastend. Die eher gering eingeschätzte Belastung durch die Zusammenarbeit mit anderen Funktionsabteilungen steht im Widerspruch zu anderen Untersuchungen. Eine Entlastung der anderen genannten Faktoren dieser Kategorie bedarf eines gezielt geplanten Maßnahmenbündels und ist eher langfristig wirksam.

5.3 Belastung durch die Beziehung zu Patienten und Angehörigen

Hierzu zählen die Faktoren: ethische und moralische Gewissenskonflikte bei der Patientenbetreuung; Projektion der Probleme und Krankheiten der Patienten auf sich selbst; eine Störung des Privatlebens, da die Probleme am Arbeitsplatz mit »nach Hause« genommen werden; Probleme mit Angehörigen der Patienten

Diese Faktoren spiegeln den Konflikt wider, der aus den individuellen Wertvorstellungen und Lebenseinstellungen der Krankenschwestern heraus entsteht und sehr direkt auf ihre Persönlichkeit einwirkt.

Die ethischen und moralischen Gewissenskonflikte bei der Patientenbetreuung zeigen sich insbesondere im Rahmen von Interruptiones und dem Themenbereich 'Wahrheit am Krankenbett'. Die Krankenschwestern erleben nicht nur ihre ethischen oder moralischen Vorstellung als unerhört und abgewiesen sondern darüberhinaus den Zwang gegen ihre Überzeugungen zu handeln. Auch ohne die beiden vorgenannten Themenbereiche haben Krankenschwestern häufig mit der Unvereinbarkeit ihrer Vorstellungen über Patientenbetreuung und der Realität zu kämpfen. Die wirklichen oder vermeintlichen Mängel in der Betreuung Schwerkranker und Sterbender stellen dabei das absolute Defizit dar, letztlich leiden die Krankenschwestern unter jeder nicht erbrachten sinnvollen Pflegeleistung. Andererseits wird eine zunehmende Tendenz von Patienten und Angehörigen zu erhöhten Ansprüchen eher im Sinne einer allgemeinen Dienstleistung sorgenvoll registriert.

Die Krankenschwestern fühlen sich oft emotional überfordert. Ständige Konfrontation mit Krankheiten kann auch zu eigenen Ängsten führen. Unzureichende Fähigkeit abzuschalten führt zu Auswirkungen auf das Privatleben von Schlafstörung bis Beziehungsstörungen. Auch berichten Krankenschwestern von einer geradezu erschreckenden Persönlichkeitsveränderung durch den Beruf.

5.4 Belastung durch berufliches Selbstverständnis und Persönlichkeitsstruktur

Hierzu zählen die Faktoren: Selbstbewußtsein; Schwierigkeiten beim Finden der eigenen Rollenidentität; Auswirkung des eigenen Berufsbildes auf die Arbeit und Reflexion des gesellschaftlichen Stellenwertes des Pflegeberufs; Scheitern bei Innovationsversuchen, d.h. der Versuch etwas auf der eigenen Station zu verändern, mißlingt; Auswirkungen der eigenen Karriereplanung auf die Arbeitssituation.

Anläßlich diverser Situationen und Ereignisse begründen die Krankenschwestern ihr Belastungsempfinden mit der Zugehörigkeit zu ihrem Berufsstand und dessen individueller und gesellschaftlicher Wertigkeit.

Mehr als die Hälfte der Krankenschwestern berichtet von Belastungen durch das Einfinden in eine Rollenidentität. Die Wertigkeit des Berufsbildes und ihr Selbstbewußtsein als Krankenschwester tragen sowohl dazu bei als sie auch selbst starke Belastungsfaktoren darstellen. Mangels klarer Aufgabenbeschreibungen in den jeweiligen Positionen sehen sie sich diffusen Anforderungen gegenüber, die eine Identifikation erschweren. Die allgemeinen und individuellen hohen Anforderungen stehen im Gegensatz zu einer häufig erlebten Diskriminierung und Kränkung. Die nahezu unbegrenzt mögliche individuelle Auslegung des Berufsbildes erschwert sowohl die Einigkeit der Pflegenden untereinander als auch notwendige und konstruktive Auseinandersetzung. Die einzelne Krankenschwester kann daran verzweifeln.

Literatur

Abt, M. et al.: Zur Fluktuation des Pflegepersonals, in: *Deutsche Krankenpflege-Zeitschrift* 40 (1987) 1, S. 48-50

Alemann, H.v.: Der Forschungsprozeß – Eine Einführung in die Praxis der empirschen Sozialforschung, Stuttgart ²1984

Autenrieht, M.: Pflegenotstand – ein Thema für kirchliche Krankenhäuser? In: *Das Krankenhaus* 81 (1989) 1, S. 1-5

Barney, G., Glaser, B., Strauss, A.L.: The Discovery of Grounded Theory, Chicago 1967

Bartholomeyczik, S. (Hg.): Beruf, Familie und Gesundheit bei Frauen, Berlin 1988

Bartholomeyczik, S.: Arbeit in der Krankenpflege und Gesundheit bei Krankenschwestern, in: *Krankenpflege* 43 (1989) 5, S. 153-155

Bartholomeyczik, S.: Arbeitsbedingungen und Gesundheitsstörungen bei Krankenschwestern, in: *Deutsche Krankenpflege-Zeitschrift* 40 (1987) 1, Beilage

Bartholomeyczik, S.: Krankenhausstruktur, Streß und Verhalten gegenüber den Patienten, Berlin 1981

Bartholomeyczik, S.: Wer sind die Pflegenden? In: *Deutsche Krankenpflege-Zeitschrift* 44 (1991) 5, S. 354-358

Bartholomeyczik, S. et al.: Arbeitsbedingungen und Arbeitszufriedenheit von Pflegenden im Nachtdienst, in: *Pflege* 4 (1991) 3, S. 206ff.

Bartholomeyczik, S.: Gefangene im eigenen Netz? In: *Dr. med. Mabuse* 72 (1991), S. 22f.

Bausinger-Arkomanis, S. et al.: Belastungen und Beanspruchungen in der Krankenpflege, in: *Öffentliches Gesundheitswesen* 50 (1988) 2, S. 29-35

Beck, U.: Risikogesellschaft. Auf dem Weg in eine andere Moderne, Frankfurt/M. 1986

Bortz, J.: Lehrbuch der empirischen Sozialforschung, Berlin 1984

Bruggemann, A., Groskurth, P., Ulich, E. (Hg.): Arbeitszufriedenheit, Berlin 1975

Buchenberger, J., Fahrni, M.: Arbeitsbedingungen und gesundheitliches Befinden, Bern 1990

Buser, K. et al.: Humanität im Krankenhaus, auch für die im Krankenhaus Beschäftigten? In: *Das Krankenhaus* 75 (1983) 1, S. 21f.

Buser, K., Kaul, H. (Hg.): Medizinische Psychologie, Stuttgart ²1981

Büssing, A.: Arbeitszufriedenheit und das Verhältnis von Arbeit und Freizeit, in: *Report Psychologie* 15 (1990), Juli

Büssing, A, Glaser, J.: Zusammenhänge zwischen Tätigkeitsspielräumen und Persönlichkeitsförderung in der Arbeitstätigkeit, in: *Zeitschrift für Arbeits- und Organisationspsychologie* 35 (1991) 3, S. 122-136

Büssing, A.: Struktur und Dynamik von Arbeitszufriedenheit: Konzeptuale und methodische Überlegungen zu einer Untersuchung verschiedener Formen von Arbeitszufriedenheit, in: Fischer, L. (Hg.): Arbeitszufriedenheit, Stuttgart 1991

Chenitz, W.C., Swanson, J.M.: From practice to grounded theory, Menlo Park (California) 1986

Cherniss, C.: Staff Burnout, Job Stress in the Human Service, Beverly Hills 1980

Dern, B.: Beruf, Arbeitsverständnis und Image der Krankenpflege, in: *Die Schwester/Der Pfleger* 31 (1992) 2, S. 141ff.

Deutsche Angestellten Gewerkschaft (Hg.): Arbeitssituation im Pflegedienst, Hamburg 1989

Dinkel, R.H. et al: Pflegenotstand in Akutkrankenhäusern, in: *MMG* 16 (1991), S. 194-201

Doris, A.: Das ethische Dilemma in der Krankenpflege, in: *Soins infirmiers* 80 (1986) 9, S. 38-42

Doris, A.: Zwei Modell ethischer Argumentation, in: *Soins infirmiers* 80 (1986) 10, S. 81-85

Duhr, S.: Burnout – eine Luxemburger Untersuchung, in: *Die Schwester/Der Pfleger* 30 (1991) 1, S. 52-58

Dudek, B.: Psychische Beanspruchung bei der Arbeit und Gesundheitszustand bei medizinischem Personal, in: *Zeitschrift der gesamten Hygiene* 36 (1990) 8, S. 429ff.

Düpmann, H. et al.: Arbeitsbedingungen des Krankenpflegepersonals, in: *Krankenpflege* 39 (1985) 12, S. 438f.

Edelwich, J., Brodsky, A.: Ausgebrannt – Das Burnout Syndrom in den Sozialberufen, Salzburg 1984

Elfes, K.: Mitarbeiter-Marketing: Ein Mittel zu mehr »Krankenhausqualität«, in: *f&w* 7 (1990) 5, S. 322-326

Elkeles, Th.: Arbeitsorganisation in der Krankenpflege – zur Kritik der Funktionspflege, Köln 1988

Enzmann, D., Kleiber, D.: Helfer-Leiden: Streß und Burnout in psychosozialen Berufen, Heidelberg 1989

Erbslöh, E.: Interview, Stuttgart 1972

Faltermaier, T.: Lebensereignisse, Dauerbelastungen und alltägliche Bewältigungsversuche: Eine qualitative Studie am Beispiel junger Krankenschwestern, München 1987

Fischer, L. (Hg.): Arbeitszufriedenheit. Beiträge zur Organisationspsychologie, Bd. 5, Stuttgart 1991

Fischer, L: Arbeitszufriedenheit – Forschungsbeispiele und -perspektiven, in: ders. (Hg.): Arbeitszufriedenheit. Beiträge zur Organisationspsychologie, Bd. 5, Stuttgart 1991

Flammang, A. et al.: Berufsbild, berufliche Motivation und Informationsstand von Krankenpflegeschülern, in: *Die Schwester/Der Pfleger* 24 (1985) 7, S. 565f.

Frauenknecht, X.: Ein Projekt zur Entlastung des Pflegedienstes, in: *Krankenhaus Umschau* 60 (1991) 8, S. 625ff.

French, W.L., Bell jr., C.H.: Organisationsentwicklung, Bern ^{2}1982

Friedrichs, J.: Methoden der Sozialforschung, Opladen ^{13}1985

Fuchs, J.: Arbeitsbedingungen im Krankenhaus – Eine Befragung von Pflegekräften im Göttinger Universitätsklinikum, Diss., Göttingen 1983

Galle, B.: Mitarbeiterführung als Berufsmotivation, in: *Österreich. Krankenpflege-Zeitschrift*, Sondernummer zum 9. Krankenpflegekongreß, 13.6.1991, S. 45ff.

GfAH: Erhebung zur Situation im Pflegedienst, Dortmund 1981

Glaser, B., Strauss, L.: Die Entdeckung gegenstandsbezogener Theorie: Eine Grundstrategie qualitativer Sozialforschung, in: Hopf, C., Weingarten, E.: Qualitative Sozialforschung, Stuttgart 1984

Gordon, T.: Lehrer-Schüler-Konferenz, München 1989

Greif, S.: Streß in der Arbeit – Einführung und Grundbegriffe, in: Greif, S., Bamberg, E., Semmer, N. (Hg.): Psychischer Streß am Arbeitsplatz, Göttingen 1991, S. 3-7

Grosskurtz, P. (Hg.): Arbeit und Persönlichkeit. Berufliche Sozialisation in der arbeitsteiligen Gesellschaft, Reinbeck 1979

Hampel, K.: Professionalisierungstendenzen in der Krankenpflege, Münster 1983

Heck, H.: Psychische und soziale Belastungen bei Krankenschwestern, in: *Heilberufe* 42 (1990) 3, S. 21f.

Herschbach, P.: Psychische Belastung von Ärzten und Krankenpflegekräften, Weinheim 1991

Herschbach, P.: Eine Untersuchung zur psychischen Belastung von Krankenschwestern und -pflegern, in: *Deutsche Krankenpflege-Zeitschrift* 44 (1991) 6, S. 434ff.

Herzberg, F.: Work and the nature of man, Cleveland 1966

Herzberg, F., Mausner, B.M., Snydermann, B.B.: The motivation to work, New York 1959

Hoff, F.-H.: Arbeit, Freizeit und Persönlichkeit, Bern 1986

Hofstätter, P. K.: Gruppendynamik, Hamburg 1967

Hopf, C., Weingarten, E. (Hg.): Qualitative Sozialforschung, Stuttgart ^{2}1984

Horn, H.: Pflegenotstand, in: *Deutsches Ärzteblatt* 87 (1990) 18, S. 888f.

Jeschke, H. et al.: Der Pflegenotstand – eine andere Betrachtungsweise, in: *Krankenhaus Umschau* 23 (1990) 6, S. 434

Jürgens-Becker, A.: Die Situation der Krankenschwester, in: *Deutsche Krankenpflege-Zeitschrift* 40 (1987) 11, Beilage

Käppeli, S.: Pflegebezogene Arbeitszufriedenheit beim Pflegepersonal – eine Übersicht aus dem Universitätsspital Zürich 1990, unveröff. Manuskript

Käppeli, S.: Was ist ein Konzept? In: *Soins infirmiers* 79 (1986) 10, S. 74

Käthelhöhn, J.E.: Untersuchung zur Arbeitszufriedenheit und Motivation im Krankenhausbetrieb. Dokumentation Arbeitswissenschaft, Bd. 6, Köln 1981

Karger, H.J.: Burnout as alienation, in: *Soc. Service Review* 55 (1981), S. 270-283

Käthelhöhn, J.E.: Untersuchung zur Arbeitszufriedenheit und Motivation im Krankenhausbetrieb, Dokumentation Arbeitswissenschaft, Bd. 6, Köln 1981

Kaul-Hecker, U.: Arbeitsbedingungen und Arbeitszufriedenheit von Pflegekräften und Ärzten, Diss, Hannover 1983

Kramer, M. et al.: Magnetspitäler. Institutionen der Spitzenleistung, in: *Pflege* 2 (1989) 2, S. 122-135

Krohwinkel, M.: Ist ganzheitlich-rehabilitierende Prozeßpflege in Akutkrankenhäusern umsetzbar? In: *Pflege* 4 (1991) 2, S. 212ff.

Kylian, H. et al.: Arbeitsanforderungen und physiologische Beanspruchung bei Kinderkrankenschwestern im Pflegedienst, in: *Kinderkrankenschwester* 10 (1991) 7, S. 267ff.

Lazarus, R.S. et al.: Streßbezogene Transaktionen zwischen Person und Umwelt, in: Nitsch, J.R. (Hg.): Streß, Bern 1981

Lazarus, R.S.: Streß und Streßbewältigung – ein Paradigma, in: Fillip, S.-H. (Hg.): Kritische Lebensereignisse, München 1981

Lorenz-Krause, R.: Zur Konzeption praxisbezogener Pflegeforschung, in: *Deutsche Krankenpflege-Zeitschrift* 42 (1989) 5, S. 290-295

Marriner-Thomey, A.: Pflegetheoretikerinnen und ihr Werk, Baunathal 1992

Mayring, P.: Einführung in die qualitative Sozialforschung, München 1990

Mayring, P.: Qualitative Inhaltsanalyse, Weinheim 1988

McGrath, J.E.: Streß und Verhalten in Organisationen, in: Nitsch, J.R. (Hg.): Streß, Theorien, Untersuchungen, Maßnahmen, Bern 1981

Meggender, O.: Arbeitsbelastungen von Krankenschwestern und Krankenpflegern in Österreich, in: *Deutsche Krankenpflege-Zeitschrift* 45 (1992) 6, S. 415ff.

Melia, K. K.: Arbeit erledigen oder lernen zu pflegen? In: *Pflege* 1 (1988) 2, S.131-137

Merten, R.K., Kendall, P.L.: Das fokussierte Interview, in: Hopf, C., Weingarten, E.: Qualitative Sozialforschung, Stuttgart 1984

Mittelbach, E.: Arbeitszufriedenheit, in: *Österreich. Krankenpflegezeitschrift* vom 13.6.1991, S. 72ff. (Sondernummer)

Möller, M. et al.: Psychische Probleme in der Krankenpflege, in: *Die Schwester/Der Pfleger* 22 (1983) 11, S. 890-895

Neuberger, O.: Theorien der Arbeitszufriedenheit, Stuttgart 1974

Nitsch, J.R. (Hg.): Streß, Theorien, Untersuchungen, Maßnahmen, Bern 1981

ohne Autor: Maßnahmen der Krankenhausträger zur Verbesserung der Situation des Pflegepersonals, in: *das krankenhaus* 83 (1991) 7, S. 375ff.

Orendi, B.: Zur Situation des Pflegepersonals in der Schweiz, in: *Das Krankenhaus* 81 (1989) 8, S. 437-441

Ostner, I. u.a.: Krankenpflege – ein Frauenberuf, Frankfurt/M. 1981

Ostner, I. u.a.: Mitmenschlichkeit als Beruf, Frankfurt/M. 1979

Pinding, M. et al.: Krankenschwestern in der Ausbildung, Stuttgart 1972

Pines, A.M., Aronson, E., Kafry, D.: Ausgebrannt – Vom Überdruß zur Selbstentfaltung, Stuttgart ^{3}1987

Postman, N.: Wir amüsieren uns zu Tode, Frankfurt/M. ^{3}1985

Prognos AG/Dornier AG: Möglichkeiten für eine menschengerechte Gestaltung der Arbeitsbedingungen im Pflegebereich des Krankenhauses, Köln 1989

Projektgruppe Pflegeforschung des DBfK: Die letzten Stunden der Nacht im Krankenhaus aus der Sicht der Nachtwache. Internationale Pflegeforschungskonferenz, 12th Workgroup Meeting and Internatinal Nursing Research Conference, Frankfurt/M. 1989

Pröll, U., Streich, W.: Arbeitszeit und Arbeitsbedingungen im Krankenhaus, Dortmund 1984

Rautenberg, W., Rogoll, R.: Werde, der du werden kannst, Freiburg [8]1988

Richardson, S.A. et al.: Die »Suggestivfrage«. Erwartungen und Unterstellungen im Interview, in: Hopf, C. et al (Hg.): Qualitative Sozialforschung, Stuttgart [2]1984

Robert-Bosch-Stiftung (Hg.): Quelle beruflicher Motivation von Krankenpflegepersonal, Gerlingen 1987

Robert-Bosch-Stiftung (Hg.): Pflege braucht Eliten, Beiträge zur Gesundheitsökonomie 28, Stuttgart 1992

Rühl, G.: Untersuchungen zur Struktur der Arbeitszufriedenheit, in: *Zeitschrift f. Arbeitswissenschaft* 32 (4NF) (1978) 3, S. 140-160

Rutenfranz, J. et al.: Schicht- und Nachtarbeit. Probleme-Formen-Empfehlungen, München [2]1987

Schaefer, R. et al.: Krankenpflege – ein Traumberuf? In: *Die Schwester/Der Pfleger* 29 (1990) 6, S. 492f.

Schmidbauer, W.: Die hilflosen Helfer, Reinbek 1983

Schreiner, P.-W.: Ethik und Berufsidentität in der Pflege – Die Innenseite des Pflegenotstandes, in: *Pflege* 4 (1991) 1, S. 4f.

Schröck, R.A.: Forschung in der Krankenpflege: Methodologische Probleme, in: *Pflege* 1 (1988) 2, S. 84-93

Schütze, F.: Die Technik des Interviews in der Interaktionsforschung. Arbeitsberichte und Forschungsmaterialien Nr. 1 der Universität Bielefeld, Fakultät f. Soziologie, 1977

Schwandner, G.: Vorschläge für ein neues Verhältnis zwischen Pflege und ärztlichem Dienst, in: *Deutsche Krankenpflege-Zeitschrift* 44 (1991) 5, S. 360f.

Schwarzer, R.: Streß, Angst und Hilflosigkeit, Stuttgart [2]1987

Selye, H.: Stress, München [2]1988

Selye, H.: Streß – Bewältigung und Lebensgewinn, München [2]1988

Siegrist, J.: Lehrbuch der Medizinischen Soziologie, München [3]1977

Sowinski, C.: Seelische Belastungsfaktoren in der stationären Altenpflege aus der Sicht des Pflegepersonals. Internationale Pflegeforschungskonfernez, 12th Workgroup Meeting and International Nursing Research Conference, Frankfurt/M. 1989

Sowinski, C.: Stellenwert der Ekelgefühle im Erleben des Pflegepersonals, in: *Pflege* 4 (1991) 3, S. 178ff.

Stößel, U. et al.: Arbeitsbedingte Belastungen und Erkrankungen bei Krankenhauspersonal, in: Laaser/Sarsen/Marza/Sabo (Hg.), Praevention und Gesundheitserziehung, Berlin 1987

Stößel, U. et al.: Zur Belastung und Beanspruchung der Wirbelsäule bei Beschäftigten im Gesundheitsdienst, Freiburg 1990

Stroebe, J., Stroebe, G.: Grundlagen der Führung: mit Führungsmodellen, Heidelberg ⁵1987

Taubert, J.: Hilfen zur Bewältigung im pflegerischen Alltag, in: *Krankenpflege* 40 (1987) 5, S. 161-166

Udris, I., Frese, M.: Belastung, Streß, Beanspruchung und ihre Folgen, in: Frey, D., Graf Hoyos, C., Stahlberg, D. (Hg.): Angewandte Psychologie – Ein Lehrbuch, München 1988

Udris, L.: Belastung, Streß, Beanspruchung und ihre Folgen, in: Frey, D. et al. (Hg.): Angewandte Psychologie – Ein Lehrbuch, München 1988

Ullrich, A.: Krebsstation: Belastung der Helfer, Bern 1987

Universität Potsdam (Hg.): Studienplan für die Fachrichtung Krankenpflege, Potsdam 1988

Volkmann, H.-R.: Bedingungen der Arbeits(un)zufriedenheit im Krankenpflegedienst, in: *Krankenhaus Umschau* 60 (1991) 10, S. 786ff.

Vischherr, R.: Psychische und soziale Belastungen des Krankenpflegepersonals, in: *Soins infirmiers* 73 (1980) 3, S. 162-165

Waldvogel, B. et al.: Belastungen und Beziehungsprobleme von Ärzten und Pflegekräften bei der Betreuung von AIDS Patienten, in: *PPmP* 41 (1991), S. 347-353

Weber, M.: Gesammelte Aufsätze zur Wissenschaftslehre, Tübingen ⁴1973

Weinert, A.: Die Rolle der Persönlichkeit in Berufswahl und Spezilisierung, aufgezeigt am Beispiel des Krankenpflegeberufes, in: *Die Schwester/Der Pfleger* 23 (1984) 4, S. 289-300

Weinrich, R.: Bedeutung und Stellenwert der Krankenpflege in unserer Gesellschaft, in: *Die Schwester/Der Pfleger* 23 (1984) 1, S. 2-3

Wenz, H.: Das Bild der Krankenpflege in der Öffentlichkeit, in: *Die Schwester/Der Pfleger* 27 (1988) 7, S. 569 -571; Nr. 9, S. 717-719

Widmer, M.: Streß, Streßbewältigung beim Pflegepersonal, Aarau 1988

Widmer, M.: Streß, Streßbewältigung beim Pflegepersonal, in: *Pflege* 2 (1988) 2

Wiedemann, P.M.: Erzählte Wirklichkeit – Zur Theorie und Auswertung narrativer Interviews, Weinheim 1986

Wilson, T.P.: Qualitative »versus« quantitative Methoden der Sozialforschung, in: *Kölner Zeitschrift für Soziologie und Sozialpsychologie* 34 (1982), S. 487-508

Wiswede, G.: Motivation und Arbeitsverhalten, München 1980

Wittneben, K.: Pflegekonzepte in der Weiterbildung zur Pflegelehrkraft – Über Voraussetzungen und Perspektiven einer kritisch-konstruktiven Didaktik der Krankenpflege, Frankfurt/M. 1991

Anlage 1

Interviewleitfaden

1. Ist es Ihnen recht, wenn wir das Gespräch mit dem Cassettenrecorder aufnehmen?
2. Wir möchten, daß Sie sich zurückerinnern an Ihre Berufstätigkeit und daß Sie, wenn es Ihnen möglich ist, die Schilderung auch mit den Belastungen, die Sie erlebt haben, verbinden.
Wenn Sie sich einmal zurückerinnern an Menschen, mit denen Sie zusammen waren und an die Belastungen.
3. Andere erzählen von Problemen ..., die sie als Belastungen empfunden haben. Wie sah dies bei Ihnen aus?
Probleme mit Angehörigen
Probleme mit Ärzten
Probleme z.b. mit Vorgesetzten
Probleme z.b. mit anderen Bereichen im Krankenhaus
Probleme mit den Dienstzeiten
Probleme mit dem Arbeitsablauf
Probleme mit der Mitbestimmung (z.B. Mitsprache beim Dienstplan)
Probleme mit der Diskrepanz zw. Verantwortung und Entscheidungsmöglichkeit
Probleme mit Überforderung
Probleme mit der Routine
Probleme mit außerberuflichen Belastungen
Probleme im Umgang mit Sterbenden
Probleme durch schwerwiegende Meinungsverschiedenheiten bei der Behandlung und im Umgang mit Patienten
4. Haben Sie noch Dinge, die Sie uns erzählen möchten?
5. Können Sie die Belastungen, die Sie gerade vorgestellt haben, nun noch in dieses Schema einzeichnen?
6. Hinweis an die Befragte, mit anderen nicht über dieses Gespräch zu reden.

Anlage 2

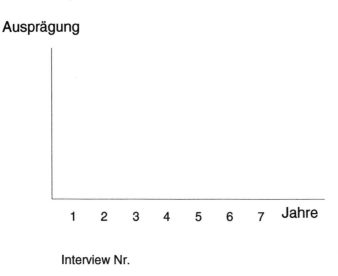

Dieses Formblatt wurde den Teilnehmerinnen im Format DIN A3 vorgelegt.

Anlage 3

Fragebogen für die Rekrutierung der Teilnehmerinnen

Name:

Vorname:

Geburtsjahr:

Schulabschluß:

Haben Sie vor der Berufsausbildung zur Krankenschwester eine andere Ausbildung begonnen?
[] ja, welche?
[] nein

Haben Sie vor der Berufsausbildung zur Krankenschwester ein Praktikum absolviert?
[] ja, wo?
[] nein

Berufsausbildung zur Krankenschwester

von 19.. bis 19..

Tätigkeit auf welchen Stationen   Tätigkeit mit welcher Funktion

....
....
....

Haben Sie Ihre Berufstätigkeit als Krankenschwester für längere Zeit unterbrochen?

[] ja, weil
[] nein

Wann können wir ein Interview mit Ihnen durchführen?

Wo können wir Sie in Göttingen erreichen?

DR. MED. Mabuse
Zeitschrift im Gesundheitswesen

Das kritische Magazin für alle Gesundheitsberufe.

Unabhängig und frei von der Einflußnahme von Verbänden und Parteien.

Für Leute, die ein humaneres Gesundheitswesen, eine bessere Medizin und einen anderen Umgang mit Patientinnen und Patienten wollen.

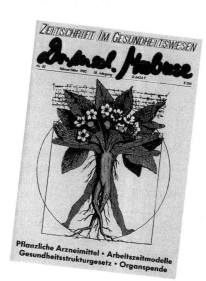

Berichte und Hintergrundartikel zu: Gesundheitspolitik & Alternativmedizin & Ausbildungs- und Arbeitsbedingungen & Krankenpflege & Frauen und Gesundheit & Medizin in der 3. Welt & Ökologie & Psychiatrie & Pharmapolitik & vieles andere mehr.

Persönliches und Informatives über Tagungen, Bücher und Initiativen.

Kostenloses Probeheft und Gesamtverzeichnis unserer Bücher anfordern!

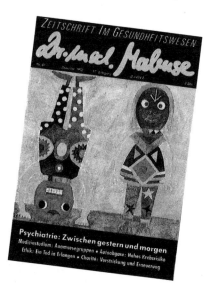

Mabuse · Postfach 90 06 47 · 6000 Frankfurt/M. 90 · ☎ 069/70 50 53

Mabuse-Verlag Wissenschaft

Thomas Elkeles
Arbeitsorganisation in der Krankenpflege
– Zur Kritik der Funktionspflege
Inhaltliche und zeitliche Dimensionen pflegerischer Arbeitsprozesse werden dargelegt und das arbeitsteilige Prinzip der Funktionspflege einer Kritik unterzogen. Die empirische Untersuchung wertet Gruppendiskussionen mit 77 erfahrenen Pflegekräften verschiedener Krankenhäuser aus und vergleicht eine Ganzheitspflegestation mit einer Funktionspflegestation.
4. Auflage, 396 Seiten, 48 DM, ISBN 3-925499-41-5, Band 1.

Johanna Taubert
Pflege auf dem Weg zu einem neuen Selbstverständnis
– Berufliche Entwicklung zwischen Diakonie und Patientenorientierung
Johanna Taubert arbeitet in ihrer Dissertation die geschichtlichen Grundlagen des beruflichen Selbstverständnisses und den Einfluß der Kirche auf. Sie verweist auf die patientenorientierte Krankenpflege, als Weg zu einer neuen Identität in der Pflege und benennt Punkte für neue Formen der Fortbildung.
229 Seiten, 44 DM, ISBN 3-925499-59-8, Band 6.

Gisèle Steffen
Ist der routinemäßige, prophylaktische Dammschnitt gerechtfertigt?
– Überblick über neuere Forschungsarbeiten
Gisèle Steffen, freiberufliche Hebamme, hat die wenigen wissenschaftlichen Veröffentlichungen zum Thema ausgewertet. Eine kritische Auseinandersetzung mit gängigen Argumenten für einen Dammschnitt. Fazit: Der Eingriff hilft nicht etwa komplizierte Risse vermeiden, sondern erhöht sogar das Risiko eines Risses 3. oder 4. Grades.
78 Seiten, 14,80 DM, ISBN 3-925499-58-X, Band 5.

Mabuse-Verlag • Postfach 90 06 47 • 60446 Frankfurt/M. • Tel.: 069/70 50 53

Mabuse-Verlag Wissenschaft

In unserer Reihe **Mabuse-Verlag Wissenschaft** veröffentlichen wir interessante wissenschaftliche Arbeiten und Dissertationen aus den Gebieten:

- Kranken- und Altenpflege,
- Frauen und Gesundheit,
- Geschichte der Medizin,
- Medizinsoziologie,
- Psychotherapie, Psychiatrie,
- und zu anderen Themen aus dem Bereich Gesundheit und Politik.

Mit unserer Wissenschaftsreihe geben wir Autorinnen und Autoren die Möglichkeit, ihre Arbeiten der Öffentlichkeit vorzustellen.

Wir bieten Ihnen individuelle verlegerische Betreuung vom Satz bis zum Vertrieb.

Unser Angebot in Kürze:

- individuelle Betreuung
- Bekanntmachung Ihrer Arbeit durch umfassende Bibliographierung, Prospekt- und Rezensionsversand, Werbung in eigenen und zielgruppenbezogenen Medien
- Erfassung, Satz und Qualitätsdruck
- angemessene Ladenpreise
- Einführung als Autorin oder Autor
- niedrige Herstellungskosten

Bei Interesse fordern Sie bitte unser Informationsmaterial an.

Mabuse-Verlag • Postfach 90 06 47 • 60446 Frankfurt/M. • Tel.: 069/70 50 53

„Total Normal"
Neue Arbeitszeiten im Pflegedienst

Arbeitszeitmodelle und Schichtdienst: Diskussionen und Konzepte zu neuen Modellen in der Krankenpflege gibt es seit 20 Jahren, geändert hat sich wenig. Es ist also zwingend notwendig über die Verhältnisse von Arbeits- und Lebenszeit in der Pflege zu diskutieren.

In diesem Buch wurden Erfahrungen und Kenntnisse über Modelle und Versuche zusammengestellt. Erläutert werden das „Höchster Modell" und das „Bremer Modell". Im Zentralkrankenhaus Bremen-Ost befindet sich die erste Station, auf der total normal gearbeitet wurde. Die Rolle des Berufsverbandes und der Gewerkschaft ÖTV wird kritisch hinterfragt. Der Band enthält Reportagen und Interviews zu bekannten Beispielen und Materialien aus einer bundesweiten Umfrage. Wie hängen Pflegemodelle mit Normalarbeitszeiten zusammen? Folgen und Voraussetzungen, die total normales Arbeiten für die anderen Bereiche des Krankenhauses hat, sind Punkte, die die Autoren abhandeln.

ca. 200 Seiten, 24,80 DM, ISBN 3-925499-63-6

Mabuse-Verlag • Postfach 90 06 47 • 60446 Frankfurt/M.

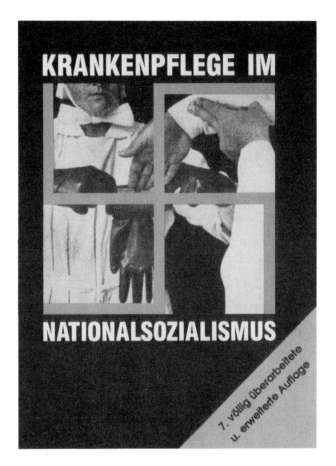

»Mit Tränen in den Augen zogen wir dann die Spritzen auf ...«

Krankenschwestern und -pfleger beleuchten in diesem Buch die lange tabuisierte Rolle ihrer Berufsgruppe im Dritten Reich. Belegt wird die Einbindung der Krankenpflege in das nationalsozialistische Gesundheitswesen bis hin zur Beteiligung an Massenmorden in psychiatrischen Kliniken.

Mit zahlreichen Quellenmaterialien, einer ausführlichen Zeittafel sowie vielen Bildern und Tabellen.

»Das Buch sollte fester Bestandteil im Unterrichtsplan zur Krankenpflege sein.« (ÖTV-Gesundheits- und Sozialreport)

7. völlig überarbeitete Auflage, 1993
Hilde Steppe (Hrsg.): Krankenpflege im Nationalsozialismus
ca. 250 Seiten, 29,80 DM, ISBN 3-925499-35-0.

Mabuse Verlag, Postfach 90 06 47, 60446 Frankfurt/Main